치매를 이겨낸 사람들의 이야기

치매를 이겨낸
사람들의 이야기

의학적 한의학적 치매의 모든 것 65

김시효 지음

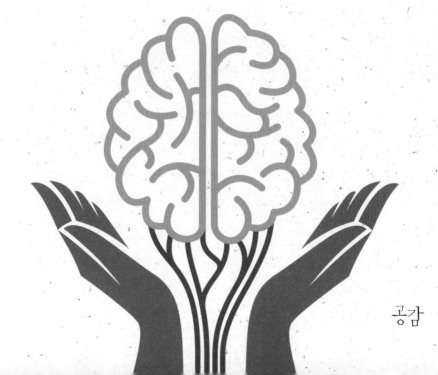

공감

100세 시대, 노후의 질 높은 삶을 위하여

왜 이 시대에 '뇌세포 재활'이 필요할까요? 그 이유는 우리가 100세 시대에 살고 있기 때문입니다. 100세를 넘어 120세까지 살게 된다고 미래학자들은 말하고 있습니다. 사실입니다. 요즘 들어 90대 어르신을 진료하게 되는 것이 일상이 되었습니다. 103세가 되신 김형석 교수님은 60대가 가장 좋은 나이이고 70대는 청년이라고 말씀하십니다.

오래 사는 것만이 다가 아닙니다. 오래 사는 것은 물론이고, 건강하게 똘똘하게 오래 살아야 삶의 가치를 잃지 않고 행복하게 살수 있습니다. 5년 동안 제 생에 가장 많은 어르신을 진료하였습니다. 최선을 다하면서 제 마음에 담긴 것은 진료 패러다임의 성장입니다. 장수 시대의 가장 핵심적인 건강 키워드 '치매'는 '치료'가 아닌 '예방'에 핵심을 두어야 한다는 절실한 깨달음입니다. 모든 병이 그렇지만 그 어느 병보다 치매는 치명적으로 누군가의 삶을 힘들게 하기도 하고 자신의 삶에 결정권을 없게 하는 무서운 병입니다. 치매는 우리가 모두 절대적으로 재인식되어야 하는 병명으로 확실하게 각인되었습니다.

1년 전의 '상식'이 1년 후에 '비상식'으로 급변하는 요즘, 중요한 것은 '치매'의 본질을 정확하게 알고 '근거 중심'이 아닌 '현실을 직시' 하는 것입니다. 그래야 중요한 시기를 놓치지 않고 건강하게 영향력 있는 100세 인생을 당당하게 살아 낼 수 있습니다. 제가 어릴 때는 아침에 이를 한 번 닦는 것도 대단한 일이었습니다. 요즘은 회사에서 점심 식사 후에도 양치질을 합니다. 심지어 입 냄새가 날까 봐 중간 중간 이를 닦기도 합니다.

'나이 들면 다 그래' 병과 '설마 내가 치매가 되겠어?' 병은 치명적으로 우리의 인생을 망치는 병입니다. 최선을 다해 열심히 살아오신 아픈 80대 가족을 만나면서 생각했습니다. 노후의 경제력을 위해 30대부터 계획하고 준비해야 하는 것처럼, 건강도 치매도 30대부터 지켜야 합니다. 어떻게 생활하면 치매를 예방할 수 있는지 알아야 합니다. 치매가 왜 생기는지 알아야 합니다. 생활습관을 어떻게 해야 하는지 알아야 합니다. 어떤 음식을 먹지 말아야 하는지 꼭 알아야 합니다.

저를 믿고 찾아오신 많은 가족을 진료하면서 가정의학과 전문의로서 한의사로서 오로지 병을 이겨내는 진료에만 집중하고 몰입해왔습니다. '뇌세포 재활'을 하면서 새로운 길을 가는 우리 가족들의 이야기 속에 치매의 모든 정보를 쉽게 담았습니다. 의학적 지식과 한의학적 지혜로 되도록 쉽게 이야기했습니다.

지키고 싶은 분이 계신가요? 꼭 지켜야 할 분이 계신가요? 노후에 질 높은 삶을 살고 싶으신가요? 치매 예방과 치매 치료 없이는 인생도 없습니다. 길을 잃지 않고 건강하고 행복하게 100세 시대를 살아가실 수 있도록 저의 경험과 가족의 경험을 이야기합니다. 작은 진료실 안에서 오고 간 이야기, 치매의 기차에서 내리려는 사투, 치매를 넘어선 가족들의 이야기에서 독자 여러분의 질 높은 삶, 영향력 있는 100세 인생을 만나시길 바라는 간절한 마음입니다.

안타까울 때가 많습니다.

치매 환자는 많이 진행된 상태에서 치료를 받게 되는 경우가 대부분입니다. 치매는 진행할수록 치료 효과가 떨어집니다. 안타까운 일입니다. 증상이 생겼다 사라졌다 하면서 시작하기에 처음에는 노환으로 생각하기 쉽습니다. 연세 드시면 기억력이나 인지기능이 떨어지는 것을 당연하게 받아들이는 경향이 있습니다. 당연한 것이 아닙니다. 뇌가 나빠진 것입니다. 그것도 아주 많이 나빠진 것입니다.

치매를 초기에 발견해도 진정한 초기는 아닙니다. 여기서 치매는 알츠하이머치매를 중심으로 하는 이야기입니다. 치매 증상으로 보면 초기이지만, 치매의 본질인 뇌가 약해진 것을 기준으로 하면 알츠하이머치매 진행 7단계 중 이미 4단계로 많이 진행된 상태입니다. 이미 중후반에 해당합니다. 진정한 초기는 그전입니다.

이렇게 보면 우리 주변에는 알츠하이머치매 진행 3단계인 사람도, 진행 2단계인 사람도 꽤 많습니다. 바로 적극적인 치매 예방치료와 적극적인 예방 노력을 해야 할 때입니다. 멀쩡하다고 생각하는 사람도 이런 단계에 속할 수 있습니다. 멀쩡하다는 생각으로 그냥 지나치기에 치매를 제대로 예방하고 치료하는 시기를 놓치게 됩니다.

이런 진행 단계를 미리 진단하고 치료하는 데는 두 가지 현실적인 문제가 있습니다. 첫째 진단은 가능할 수 있지만, 객관성이 떨어집니다. 진단이 뚜렷하지 않으면 치료하기 어렵습니다. 다른 하나는 진단이 되어도 예방 노력은 할 수 있지만, 치료할 방법이 마땅하지 않다는 것입니다.

여기서 마땅하지 않다는 인식의 저편이 생깁니다. 의학적 인식의 저편에 있는 세계를 봐야 합니다. 인식의 저편은 근거의 세계가 아닙니다. 지식의 세계도 아닙니다. 지혜의 세계입니다. 직관의 세계입니다. 추정적으로 알게 되고 지식을 확대해서 알게 되는 세계입니다. 신비의 세계도 대단한 세계도 아닙니다. 그러나 거기에 조그만 답이 있습니다. 지혜를 주는 세계입니다.

저의 이야기는 의학지식의 눈으로만 보는 이야기가 아닙니다. 실존하는 인식의 저편을 보면서 하는 이야기입니다. 의학 지식에 한 의학적 지혜를 얹었습니다. 자연의 이치로 인식의 저편을 이해하는 이야기입니다. 근거 중심적 사고로만 보면 저의 이야기를 받아들이기 어려울 수도 있습니다.

이런 인식을 바탕으로 뇌세포를 재활하는 한약을 개발했습니다. 뇌세포의 활력을 조금 회복시키는 뇌세포재활치료 약입니다. 한약으로 재활 치료가 가능한 이유는 multiple minor target(다수의 소소한 치료 대상)을 대상으로 치료하기 때문입니다. 뇌세포의 활력을 떨어뜨리는 수많은 소소한 원인을 치료하여 활력을 회복시킬 수 있습니다.

의학적 방법으로 뇌세포를 재활시키는 약을 개발하기는 어렵습니다. one major target(하나의 주 치료 대상)을 치료하려 하기 때문입니다. 뇌세포가 약해지는 이유는 하나가 아닙니다. 뇌세포를 집으로 비유한다면(이런 것이 인식의 저편을 자연의 이치로 이해하는 지혜입니다), 뇌세포가 약해지는 것은 새집이 헌 집이 되는 것과 같습니다. 헌 집과 같이 약해진 뇌세포의 바깥에는 베타아밀로이드가 뭉친 쓰레기가 쌓입니다. 뇌세포 안에는 변질된 타우단백이 주성분인 쓰레기가 쌓입니다. 이런 것이 바로 one major target입니다. 쓰레기를 없앤다고 집이 고쳐지지 않는 것처럼 one major target을 치료해도 뇌세포는 재활 되지 않습니다. 헌 집을 고치려면 헌 집답게 여기저기를 손봐야 합니다. 바로 multiple minor target을 치료해야 합니다. 뇌세포 재활 치료에 한약이 제격인 이유입니다.

뇌세포가 재활이 된다면 치매 치료의 패러다임이 바뀌어야 합니다. 저는 패러다임을 바꾸었습니다. 치매를 완치할 수는 없지만 이길 수는 있습니다. 많은 치매 환자가 주어진 조건 속에서 이기려고 노력했습니다. '치매를 이겨낸 사람들의 이야기'를 통해 치매에 대한 이해를 넓히고 예방치료의 중요성을 알리고자 합니다. 제가 경험한 새로운 치매 치료 패러다임입니다.

[2장] 치매가 되기 쉬운 사람

[3장] 하루라도 빨리 치료해야 하는 병, 치매

[4장] 건강하기 위한 씨앗 5가지

[5장] 아주 천천히 치매로 가는 길, 뇌세포 재활

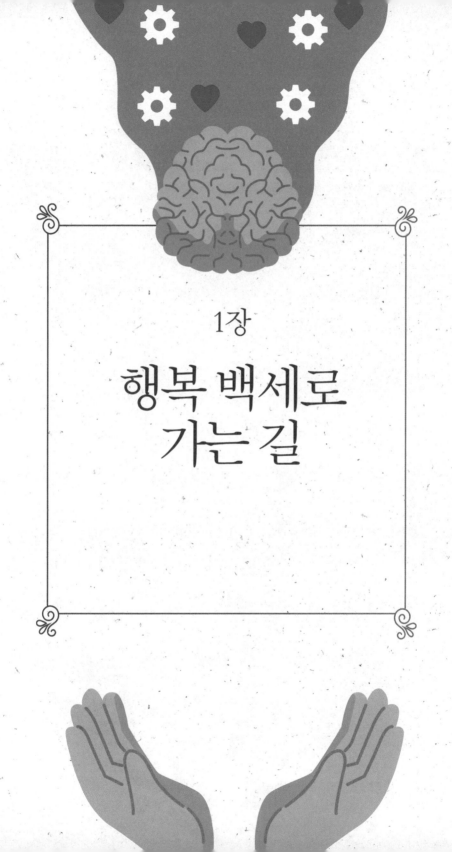

1장

행복 백세로
가는 길

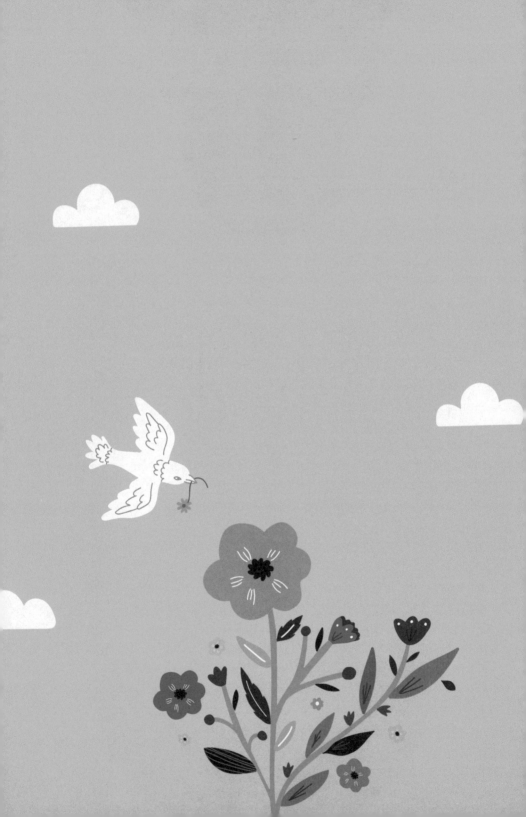

가정의학과 전문의가
한의학을 사랑하게 된 이유

대한민국 1호 가정의학과전문의, 한의사

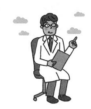

우연히 일어나는 일들이 많습니다. 그러나 '우연은 없다.'라는 이야기를 하는 사람도 있습니다. 세상의 모든 일이 보는 시각에 따라 우연이 아닐 수도 있습니다. 저의 인생도 굴곡이 많았지만 하나하나 우연히 일어난 일들이 아니라는 생각을 많이 합니다.

저는 치매를 비롯한 각종 난치병을 의학 지식과 한의학적 지혜를 융합한 새로운 시각으로 풀어가고 있습니다. 말씀드렸듯이 난치병이 생기는 이유는 의학적 인식의 저편도 있기 때문입니다. 인식의 저편을 볼 수 있어야 합니다. 벽을 허물어야 볼 수 있습니다. 의학적 인식의 저편을 볼 수 있을 때 난치병이 풀립니다. 저는 인식의 저편을 볼 수 있는 필연적인 과정을 지나왔습니다. 인식 저편에 대한 저의 이야기는 의학 지식과 의학적 견해와는 다를 수도 있습니다.

저는 가정의학과 전문의이며 한의사입니다. 더 정확하게 표현한다면 한의학을 사랑하게 된 가정의학과 전문의이며 한의사입니다. 우연히 가정의학과를 전공하고 우연히 한의학을 하게 되었다고 생각해왔습니다. 그러나 좀 더 생각해 보면 저에게 일어난 일들과 지금 제가 하는 일들이 우연이 아니고 필연이라는 생각이 들 때가 많습니다.

먼저 가정의학과 의사가 되었습니다. 군의관 육군 대위로 올림픽이 열렸던 해에 제대했습니다. 개업하여 다양한 환자를 진료하면서 병을 보는 눈을 떴습니다. 1분 남짓한 시간에 1명을 진료해야 하는 강행군을 6년간 하였습니다. 강인한 체력을 가졌는데도 몸은 만신창이가 되고 말았습니다. 이석증이나 메니에르병이 아닌데도 어지럽고 머리가 무겁고 아프며 무엇보다도 환자와 눈을 맞출 수가 없었습니다. 과로로 인한 스트레스로 머리가 과열되어 잠으로 들지 못했습니다. 거의 매일 뜬 눈으로 밤새우고 새벽에 동이 트고 나서야 겨우 머리가 식으면서 두세 시간 눈을 붙일 수 있었습니다. 병이 나지 않았을 수 없었습니다.

요양이 필요했습니다. 아내는 이 기회에 한의학을 공부해 보라는 제안을 하였습니다. 한의학을 불신하고 무시하던 의사인 저에게는 불편한 이야기였습니다. 아내는 남의 학문을 알지도 못하면서 함부로 말하면 안 된다고 했습니다. 일단 다녀보고 한의학이 정말 아니면 그때는 책으로 출판해 주겠다는 말까지 했습니다. 그 당시까지는 의사가 한의사가 되려던 시절이 아니었습니다. 전문의로는 제가 처음으로 한의학을 공부하러 간 의사였습니다.

그러나 편입이 쉽지 않았습니다. 한의학의 인기가 절정에 달해 있었기 때문이었습니다. 컷 라인이 전국에서 제일 높은 학과로 성장해 있었습니다. 다행히 한의학의 발전을 위해 6, 7명의 의사에게 공부할 기회가 주어졌습니다. 학교에서 공부하고 돌아오면 100명 이상의 환자가 기다리고 있었습니다. 후배 의사에게 진료받지 않고 꼭 저에게 진료받으려고 기다려 주시던 분들이었습니다. 이렇게 기다려 주신 덕분으로 공부를 마치게 되었습니다. 늘 감사하는 마음이었습니다. 토요일 진료까지 빠지지 않고 매일 병행하면서 스무 살 아래의 어린 학우들과 공부하는 영광을 누렸습니다. 아내에게 지금도 고맙게 생각합니다.

제가 한의학을 쉽게 받아들일 수 있었던 것은 자연에서 자랐기 때문입니다. 한의학은 자연의 이치를 깨닫는 학문입니다. 자연의 이치로 인간과 인체를 이해합니다. 한의학을 공부하게 된 것은 필연입니다.

"공부 안 하고 뭐 해?" 하는 표정을 지으며 초등학교 동창이 지나갔습니다. 공부를 잘해서 도시의 유명한 중학교에 진학하였고, 여름방학을 맞아 시골로 내려오던 길이었습니다. 고등학교를 동계 진학하던 시절이었습니다. 친구의 눈에는 제가 중3 원시인으로 보였던 모양입니다. 마을 앞 개울이 제 놀이터였습니다. 중3 나이에 팬티만 입고 대나무 활을 만들어 새나 토끼를 잡으러 다녔으니 친구의 눈에는 원시인으로 보였을 것입니다. 중학교를 졸업한 후 서울로 와서 고등학교를 졸업하고 의과대학에 들어갔습니다. 문화적 충격이 컸습니다. 다들 열심히 경쟁했습니다, 저는 여전히 경쟁에 익숙하지 못한 원시인이었습니다. 졸업하고 가정의학과를 선택했습니다. 의학을 오케스트라에 비유한다면 내과 의사는 바이올린, 외과 의사는 첼로 연주자입니다. 가정의학과 의사는 지휘자와 같다는 생각이 들었기 때문입니다.

가정의학과 의사가 된 것도, 환자를 많이 진료하고 몸이 약해져 한의학을 하게 된 것도, 장모님이 치매 환자가 되신 것도, 인식의 저편을 보는 눈으로 개발한 한약의 놀라운 효과를 경험한 것도, 오늘의 제가 치매를 집중적으로 연구하게 된 필연적 과정이었습니다. 가정 의학과 전문의가 한의학을 사랑하게 된 이유입니다.

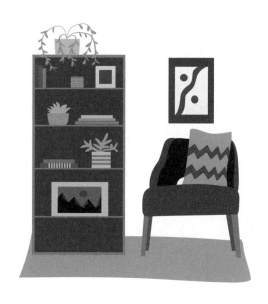

스티브잡스의
가장 비싼 메세지

의학의 인문학은 한의학이다

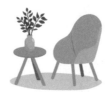

"아픈 것을 좋아하세요?" 아픈 것을 좋아하는 사람은 아무도 없지요. 인식하지 못하면서 살 수 있지만, 누구나 건강하기를 원합니다. 건강이란 무엇일까요? 아프지 않다고 건강한 것이 아닙니다. 아프지 않은 병도 많습니다. 1946년 세계보건기구 WHO에서 '건강이란 육체적, 정신적, 사회적으로 완전한 상태를 말하며, 단순히 병이 없는 상태를 의미하는 것이 아니다.'라고 정의하고 있습니다. 요즘은 건강의 개념에 도덕적, 지적, 영혼의 건강을 추가하기도 합니다.

요즘 사람들은 건강에 무척 신경을 씁니다. 그렇지만 아픈 사람은 점점 늘어나고 있습니다. 왜 그런 걸까요? 환경이 많이 변했기 때문이라고 이야기합니다. 생활 습관도, 먹거리도 많이 바뀌었습니다. 정신노동이 많아지고 부대끼며 살면서 스트레스도 많아졌습니다. 생활이 편해지는 등의 좋은 점도 많지만, 공해와 스트레스로 건강이 나빠지는 점도 많지요.

노후 건강도 문제지만 요즘 젊은 사람들의 건강도 어른 못지않게 심각합니다. 고도비만, 당뇨, 고지혈증, 고혈압, 동맥경화증 등의 대사증후군으로 인한 합병증이 늘고 있습니다. 조기폐경, 정자 수의 감소, 불임이 늘고 있으며, 자폐아의 출산도 눈에 띄게 늘고 있습니다. 스트레스와 환경 공해 그리고 음식 공해로 유전자를 작동시키는 물질이 변하여 병을 일으키는 후성유전학적 변이가 큰 원인일 수 있습니다. 오늘의 건강이 내일의 건강이고, 내일의 내일들의 건강이 노후의 건강입니다. 지금 젊은이들의 부모 세대는 적어도 젊은 나이에는 건강의 문제가 없었습니다.

건강의 중요성은 아파본 사람이 잘 압니다. 엄청난 부를 일군 스티브 잡스만큼 건강의 중요성을 체험한 사람도 드물 것입니다. 스티브 잡스가 남겼다는 말을 정리 요약해 보았습니다.

나는 사업으로 엄청난 성공을 거두었다. 그러나 부는 삶에 있어 익숙하게 되어버린 하나의 펙트일 뿐 행복 자체는 아니었다. 자부

심을 주었던 명성과 부는 죽음 앞에서는 의미가 퇴색되고 만다. 적당한 부를 이루었다면 부보다는 꿈을 좇아야 한다. 신은 우리에게 부가 주는 환상보다는 가슴속에 사랑을 느낄 수 있는 감정을 주셨다. 다른 세상으로 가져갈 수 있는 것은 사랑이 넘치는 추억뿐이다. 이런 추억이 진정한 부이다. 가고 싶은 곳을 가고 성취하고 싶은 것을 성취하라. 이 모든 것은 열정과 노력에 달려 있다. 건강을 챙겨라. 대신 운전해 줄 사람도 돈을 벌어줄 사람도 구할 수 있지만, 대신 아파줄 사람은 구할 수 없다. 잃어버린 물질적인 것은 다시 찾을 수 있다. 그러나 한번 잃어버리면 절대로 되찾을 수 없는 것이 생명이다.'

스티브 잡스가 한 말일 수도, 스티브 잡스의 마음을 누군가가 대신 표현한 말일 수도 있습니다. 진위야 어떻든 이 표현처럼 대신 아파줄 사람을 구할 수도 없지만, 대신 아파줄 방법도 없습니다.

진정한 건강이란 지금 병이 없는 것도 중요하지만, 병을 키우고 있지 않아야 합니다. 병이 크고 있지만, 진단이 안 되는 병을 한의학에서 미병未病(未 아닐 미, 아직 ... 가 아니다)이라 합니다. 반면에 지금 진단이 가능한 병을 이병已病(已 이미 이)이라 합니다. 미병을 치료하는 것이 최고의 치료(治未病者上工치미병자상공)라 합니다. 미병은 근거가 나타나지 않는 병입니다. 근거 중심의 의학으로 보면 병이 아닙니다. 그러나 병이 자라고 있습니다. 특히 난치병은 미병 치료가 중요합니다. 미병을 알 수 있는, 미병을 볼 수 있는 눈이 필요합니다. 미병을 볼 수 있는 사고의 전환이 필요합니다.

　기업에서는 인문학을 강조합니다. 기술석 한계를 벗어나기 위해 인문학이 필요하다고 합니다. 의학에도 인문학이 필요한 시대가 되었습니다. 미병을 볼 수 있는 지혜가 필요합니다. 한의학적 지혜가 필요합니다. 의학에 필요한 인문학은 한의학입니다.

다섯 번째 유언은
진행 중입니다

오늘의 건강이 내일의 건강입니다

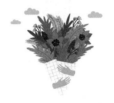

　이런 어르신이 늘고 있습니다. 해마다 겨울이면 병원에 입원하고 입원할 때마다 유언하시는 80대 후반의 어르신입니다. 자식들이 서울로 모셔 가려고 해도 선산이 있는 당신이 태어난 곳에서 삶을 마감하겠다고 꿈쩍도 하시지 않습니다. 서울에 오셔도 하루 이틀을 견디지 못하고 내려가십니다. 도시 생활이 익숙하지 않기도 하지만 자식들의 가정에 설 자리가 보이지 않기 때문입니다.

　이 시대의 대부분 어르신은 해방 전에 태어나 전쟁을 겪고 어려운 환경 속에서도 나라를 일구어오신 분들입니다. 어르신은 내일에 대한 투자로 생각하고 자식 교육을 위해 희생을 마다하시지 않았습니다. 그러나 자식들이 생각만큼 잘되지 않았습니다. 어려운 형편으로 손을 벌려 왔답니다. 미리 재산을 물려주면 안 된다는 말을 많이 들어왔지만, 선택의 여지가 없었습니다. 이후로는 남겨줄 유산도 없어 유언을 더 하지 못합니다. 백세시대의 어두운 면입니다.

어르신은 숨이 찹니다. 살아온 인생과 지금의 처지를 생각하면 기가 찹니다. 세상이 많이 바뀌었습니다. 누구를 탓할 수도 없습니다. 조금만 움직여도 숨이 찹니다. 힘들게 살아오셔서 심장과 폐가 약해진 것입니다. 부인과 단둘이 살면서 일상을 살아가는 것도 두 분에게는 보통 힘든 일이 아닙니다.

어르신의 이야기는 백세시대 우리의 자화상이 될 수 있습니다. 어르신은 노인이 공경을 받던 세상을 살아왔습니다. 자식에 대한 투자가 노후보장이었습니다. 잘못한 것은 없습니다. 그러나 세상은 변하고 어르신의 세상이 없어졌습니다. 잘못한 것은 없지만 잘못된 세상이 온 것입니다. 잘못된 세상을 살아갈 수 있는 기본 중 으뜸 기본은 돈이 아니고 건강입니다. 건강해야 변한 세상을 견딜 수 있습니다. 어르신처럼 노후를 위해 힘들게 모아둔 재산이 노후를 보장하지 못할 수도 있습니다. 그러니 무엇보다도 건강이 중요합니다.

문제는 앞으로입니다. 세상은 급변하고 있습니다. 어르신이 겪었던 세월의 변화보다는 엄청나게 빠른 변화가 기다리고 있습니다. 어떻게 바뀔지 모릅니다. 우리는 전쟁도 없고 경제적인 성장과 풍요 속에서 살아왔습니다. 우리는 변화의 나쁜 면을 잘 모릅니다. 변화의 밝은 면 뒤에는 어르신과 같은 어두운 면이 같이 존재합니다.

지금은 코비드 19로 세상이 급변하고 있습니다. 이미 변하고 있는 세상을 코비드 19가 불을 지른 것이지 주된 원인이 아니라고 합니다. 이런 이유로 코비드 19 세상이 끝나도 코비드 19 이전으로 돌아가지 못한다고 합니다. 변화가 발전이고 좋은 것이지만 변화의 그늘은 대부분 노인에게 옵니다. 무엇보다도 건강해야 노년에 기막힐 일이 적습니다. 노년의 건강은 오늘 건강의 연속입니다. 오늘이 건강해야 내일이 건강하고 내일이 건강해야 내일의 내일들이 건강합니다.

어르신과 같은 일이 내게도 일어날 수 있습니다.

세 가지 일을
동시에 하게 된 천재

"우리 나이에는 다 그래!"라는 병이 가장 무서운 병입니다

　작은 모임에서 치매에 관한 제 간략한 강의가 있었습니다. 바로 다음 날 찾아오셨던 분의 이야기입니다. 큰 사건을 수사하셨던 유명한 전직 검사입니다. 현재는 로펌의 대표인데, 투자한 회사가 부도났다고 합니다. 회사를 떠맡게 되어 처음 경험하는 업무를 보느라 무척 힘들다고 했습니다. 물품 생산이며 마케팅이며 새로운 분야라 스트레스와 과로로 잠도 잘 오지 않는다고 토로했습니다. 집중하기도 힘들고 일 처리 능력도 떨어지고 건망증도 심하고 기억이 잘 나질 않아 업무 보는데 벅차다고 솔직한 자신의 건강 정보를 자세히 주었습니다. 주된 일인 로펌 업무는 후배들한테 맡겼다고 합니다. 아직 한참 일할 수 있는 나이인데 움츠리고 있는 모습에 마음이 아팠습니다.

"우리 나이에 다 그런 거 아닙니까!"

저와 나이가 같다는 것을 알고는 편한 자리가 되었습니다.

다 그렇다는 말은 평균보다 나쁘지만 봐줄 정도는 된다는 말이지요. 지금은 봐줄 만하지만 앞으로 머지않아 치매가 될 수 있습니다. 더구나 젊었을 때 똑똑하던 사람이 나이 들어 친구들과 비슷해졌다면 친구들보다 빨리 머리가 나빠지고 있는 것입니다. 치매가 될 가능성이 친구들보다 훨씬 높습니다. 뇌세포 재활의 필요성을 설명했습니다.

꼼꼼하게 경청하더니 환하게 웃으며 한번 해보자고 했습니다. 한 달, 두 달 뇌세포 재활을 목적으로 개발한 한약을 복용하면서 조금씩 개선되는 것에 자신이 붙었는지 부인을 모시고 왔습니다. 부인과 함께 프로그램을 끝내면서 "바둑이 한창때보다 두 점 올랐지 뭐에요!" "한 가지 일로도 머리가 아프던 내가 바둑 두며, 후배에게 결재도 해주면서, 전화도 받는 세 가지 일을 동시에 하고 있습니다. 하하하!"

다시 서류를 볼 수 있게 되어 로펌의 일을 직접 하게 되었습니다. 자신감을 되찾았고 모임의 회장직을 맡아 활발하게 활동하고 있습니다. 골프는 물론 동기회 등 곳곳에서 치매 예방 전도사가 되었습니다. 이왕 치료하는 김에 한 과정 더 치료받겠다고 했습니다. 지금까지 꾸준하게 보강 프로그램을 철저하게 하며 노후의 건강을 잘 지켜나가고 있습니다. 친구와 지인께 치매 예방을 안내하며 행복하고 보람 있는 시간을 보내고 있습니다. 오랜 시간 함께 익어가는 가족입니다.

인지기능은 알게 모르게 점점 나빠집니다. 사람들은 대체로 6, 70대가 되면 머리가 나빠지는 증상이 조금씩 나타나기도 합니다. 객관적으로 표가 나는 것은 치매의 바로 전 단계인 경도인지장애입니다. 비교적 중요한 약속을 자주 잊어버린다면 경도인지장애입니다. 남들이 봐도 머리가 나빠진 것을 알 수 있습니다. 이에 비해 기억력 등이 많이 떨어진 것을 느끼지만 주변 사람들이 알아볼 정도가 아닐 때는, 즉 큰 실수를 자주 하지 않을 때까지는, 주관적인지장애라 합니다. "나이 들면 다 그래!"라는 말에 경도인지장애와 주관적 인지장애가 있습니다. 자주 실수하는 친구는 경도인지장애이며 '나도 그렇다'라고 느끼며 위로하는 나는 주관적인지장애일 수 있습니다. 경도인지장애는 몇 년 내에 치매가 되기 쉽습니다. 주관적 인지장애도 시간이 지나면서 경도인지장애가 될 가능성이 큽니다. 지금 6, 70대라 하더라도 "내 나이에 다 그래!"에 속하지 않아야 앞으로 치매가 될 가능성이 작습니다.

'우리 나이에는 다 그래'라는 병이 가장 무서운 병입니다

막내아들 가슴으로 살아가는
87세 노모의 사랑 이야기

치매는 누구에게나 오는 예약된 손님입니다.

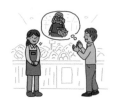

눈이 펑펑 쏟아져 교통이 마비된 날이었습니다. 오시는 분들도 힘들 것 같아 다른 날로 진료를 미루자는 양해 전화를 드리고 모처럼 집에서 원고를 쓰려던 참이었습니다. 빙판으로 사고 나기 쉬운 날이라 조심해야 한다는 생각이 들었습니다. 진료도 중요하지만, 안전이 더 소중했습니다.

이런 생각도 잠시, 급하게 병원으로 오겠다는 전화가 왔습니다. 많이 긴장된 목소리의 젊은 남자는 어머님께서 치매 병세가 급격히 나빠져 당장 진료받아야 한다며 바로 병원으로 오겠다는 것이었습니다. 응급 환자가 생긴 겁니다. 빙판길에 괜찮겠냐는 제 질문이 무색할 정도로 한시라도 빨리 치료해야 한다고 했습니다. 등산화를 꺼내 신고 안전한 전철을 이용하여 병원에 도착했습니다. 무척 피곤해 보이는 모자께서 벌써 도착해 있었습니다. 대부분 그렇습니다. 작성 서류에 있는 병원에 오게 된 경로를 쓰는 난에는 '인터넷'이라고 되어 있었습니다. 아마도 밤새 병원을 검색했으리라 짐작하면서 두 분을 차분히 맞이했습니다.

2년 전에 치매 진단을 받았고 잘 지내 오신 편이었는데 지난주 부터 갑자기 나빠지셨다고 합니다. 밤에 자꾸 문을 열고 나가려 하고 아들도 알아보지 못하고 당신의 집으로 가겠다고 고집을 부리셨습니다. 모르는 두 남자가 당신을 데려가려 한다고 하셨답니다. 밤새 주무시지 못하고 드나드셨는데 베란다와 집안 여기저기에 소변을 보셨답니다. 삼일 밤을 꼬박 새우다 보니 직장에서 졸았다고 합니다. 상사의 지적을 받아보니 부모님을 직접 모시지 못하고 포기하는 사람들의 마음을 이해하겠다고 한숨을 쉬었습니다. 진맥하는 동안 계속 앉아서 조시는 어머니를 연민의 눈빛으로 바라보고 있었습니다. 효자구나 하는 마음이 들었습니다. 그 눈빛이 내 가슴에 들어와 말하게 했습니다. '일어서게 하자! 오늘은 부축을 받으며 겨우 걸어서 왔지만. 다음 달엔 부축 없이 혼자의 힘으로 걸어오시게 해드리자!'

저한테 오시기 전에 대학병원과 여섯 곳의 한의원을 다녔는데 한의원 한 곳의 약을 제외하고는 받은 약을 전혀 드시지 못했다고 했습니다. 치료를 할 수 없었습니다. 약을 잘 드실 수 있을지 걱정이 되었습니다. 복약한 지 3일 후 약간 흥분된 아드님의 전화를 받았습니다. 어머님이 자신을 알아보시고 정신이 드셨고 약을 잘 드시고 걸음도 잘 걸으시며 기운을 차리셨다는 기쁨의 소식을 알려왔습니다. 그후 1달이 지나 어머님은 혼자서 당당하게 걸어오셨습니다. 진료 시간 내내 웃으며 말씀하셨고 곧은 자세로 앉아 또박또박 말씀하셨습니다.

"모르는 남자가 있어서 가만히 생각해보니 어린 내 남동생이잖아. 그래서 놔뒀지 하하하". 정신없었던 며칠을 기억하면서 아드님과 웃으며 대화를 이어가셨습니다. 그리고 갑자기 자식을 알아보지 못한 것이 충격이 되셨는지 눈물을 글썽거렸습니다. 두 분은 웃으며 손잡고 집으로 돌아가셨습니다. 다음 달에 오신다며 활짝 웃고 가셨습니다. 건강하게 오래도록 아드님과 함께 행복 하시라고 제가 먹는 영양제를 선물로 드렸습니다.

치매는 누구에게나 오고 있는 예약된 손님입니다. 물론 손님이 도착하기 전에 생을 마감할 수도 있습니다. 치매까지 되지 않고 돌아가실 수 있지만, 머리는 많이 약해지게 됩니다. 더 오래 사시면 치매 손님을 맞이할 수 있습니다. "우리 할머니는 치매 없이 건강하게 살다 돌아가셨어요!"라는 말을 듣습니다. 물론 치매가 되지 않았을 수 있습니다. 경도인지장애 상태에서 돌아가셨을 수도 있습니다. 어쨌든 치매 가까이에 가신 것입니다. 대체로 치매 초기로 어느 정도 앞가림을 하다가 돌아가시거나, 누구나 치매로 알아볼 수 있는 중기치매가 되었더라도 그 기간이 6개월보다 짧으면 노환으로 돌아가셨다고 받아들이는 경우가 많습니다. 물론 이 정도의 치매만 앓다가 돌아가시는 경우도 복 받은 삶이라 할 수 있습니다.

치매까지 가지 않을 수는 있지만, 치매로부터 자유로 울 수는 없습니다. 머리가 많이 나빠지기 때문입니다. 똑똑한 머리를 유지하는 것이 치매로부터 자유로운 것입니다. '어떻게 하면 노후에도 똑똑하고 질 높은 삶을 살 수 있을까?' 이제부터 치매를 이길 수 있는 이야기를 하겠습니다. 치매라는 손님이 찾아왔지만, 치매를 이겨내면서 삶의 질을 유지하려고 노력한 분들의 이야기와 미리 예방하려고 노력한 분들의 이야기를 들려드릴까 합니다. 이는 온전히 제가 경험한 이야기입니다. 제 소명이 된 '치매 없는 세상 만들기'로 가는 길에서 경험한 훈훈한 이야기입니다.

치매를 이겨낸 사람들의 이야기'입니다.

친구 집에 오는
기분입니다

뇌세포가 약해지면 결정 장애로 힘들어지기도 합니다

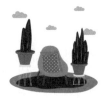

치매 예방을 잘하는 분입니다. 미국에서 자주 오는 여성분으로 연구원이며 대학교수입니다. 보건학을 하시기 때문에 의학지식이 대단하고 누구보다도 약을 정확하게 드셨습니다. 아프리카로 연구차 자주 가는데 풍토병과 후유증으로 피부가 예민해졌습니다. 환갑을 넘기면서 건망증이 늘고 기억이 예전만 못하여 치매도 예방할 겸 건강을 회복하려고 오셨던 분입니다. 프로젝트가 있을 때마다 새로운 도전이 두렵지만, 힘차게 차고 나가면 너끈히 해낸다고 하며 시원하게 웃으십니다.

우리는 새로운 것에 대한 두려움이 누구에게나 있습니다. 나이가 들면 결정하는 일이 점점 힘들어집니다. 망설이게 되고 자신이 없게 됩니다. 제주도에서 오는 것도 힘든 일인데 미국에서 치매를 예방하러 온다는 것은 정말 어마어마한 용기라고 생각됩니다. 건망중이 늘긴 했지만, 용기라든지 도전정신 그리고 과제를 완수하는 능력으로 보아 아직 뇌는 젊고 좋습니다. 좋은 뇌를 가꾸면서 오래오래 유지하는 것이 무엇보다 중요하다는 것을 너무도 잘 알고 계신 분입니다.

이분처럼 건강을 챙기고 치매 예방을 위한 노력을 적극적으로 하면서 살아야 할까요? 아니면 먼 훗날의 일이니까 아직 신경 쓸 필요가 없다고 생각하거나, '설마 내가 치매가 되겠어?'라는 생각으로 그냥 살아도 될까요? 참으로 중요한 문제입니다.

답을 찾기 위해 타임머신을 타고 미래로 날아가 보겠습니다. 80대 중반의 시대에 내렸습니다. 친구 두 명은 보이지만 다른 친구 세명은 보이지 않습니다. 세분은 평균 수명이 되기 전에 이미 운명했습니다. 친구 한 명은 치매가 되어 정신이 없고, 다른 친구 한 명은 아직도 적극적으로 활동하고 있습니다. 나는 건강이 나빠져 거동이 불편하여 지팡이를 짚고 다니고 있습니다. 머리도 나빠져 치매가 되기 직전인 경도인지장애가 되었습니다. 친구와 다르게 남들과 심도 있게 대화할 능력이 떨어지고 일상적인 대화만 가능합니다.

미래의 나는 어떻게 생각할까요? 나는 잘 먹고 충분히 즐기면서 살았다. 이제 나이 들 만큼 들었으니까, 병들어도 괜찮다고 생각할까요? 아니면 건강하게 활동하는 친구를 부러워하거나, 건강을 챙기면서 살지 못한 것을 후회할까요? 크게 후회하고 있지 않을까요?

오늘, 타임머신을 타고 시간의 흐름 길에 있는 30년, 20년, 10년 뒤의 역에 내려 보시기 바랍니다.

연로하신 분이
어지럽다고 하신다면?

어지러움과 기립성저혈압

나이 들면 뇌졸중이 잘 생깁니다. 테니스를 치다가 갑자기 심하게 어지럽다고 오신 분입니다. 80대 초반의 노신사이며 혈압약을 드시고 있었습니다. 머리에 혈액 순환장애나 뇌경색이 있는 것이 아닌지 걱정된다고 하셨습니다. 평소 갑자기 심장이 빨리 뛰는 발작성으로 빠른 맥박이 있어 건강염려증이 심하신 편이십니다.

앉아 있거나 누워 있다가 갑자기 일어나면 엉덩이와 하지 그리고 등의 압박받은 부위의 혈관으로 혈액이 몰리게 됩니다. 순간적으로 혈압이 떨어지고 머리로 가는 혈액이 부족해집니다. 이런 것을 막기 위해 교감신경이 흥분하여 혈관을 수축시키고 심장을 빨리 뛰게 만들어 혈압을 유지하고 머리로 가는 혈액이 부족하지 않게 됩니다.

이러한 기능이 나빠지면 일시적으로 혈압이 떨어지고 뇌로 가는 혈액이 부족하여 어지럽고 균형을 유지하기 힘들게 됩니다. 기립성저혈압이라고 합니다. 평소 혈압이 낮거나, 빈혈이 있거나, 동맥경화증이 있거나, 체력이 약하거나 피곤해도 잘 발생합니다. 체력이 약하거나 피곤하면 부신에서 혈관을 수축시키는 카테콜아민 분비가 부족해집니다. 동맥경화증이 있으면 뇌의 순환장애가 있으므로 혈압이 떨어지면서 뇌의 혈액 부족 증상이 심하게 나타납니다. 빈혈이 있어도 뇌의 혈액 부족 증상이 심할 수밖에 없습니다.

일부 혈압약을 포함한 교감신경계에 작용하는 약물이 기립성저혈압을 유발합니다. 협심증이나 발작적으로 맥박이 빨라지는 것은 교감신경이 과흥분하면 나빠집니다. 이를 치료하기 위해 베타 차단제를 사용하는 경우가 많습니다. 베타 차단제로 교감신경이 차단되면 혈관이 제대로 수축하지 못하게 됩니다. 혈관이 수축하지 못하면 떨어진 혈압을 올리지 못하고 기립성저혈압이 됩니다. 이런 이유로 베타 차단제가 들어간 혈압약을 사용할 때는 갑작스럽게 일어나면 안 됩니다.

나이 들면 혈압이 떨어지는 것을 감지하는 수용체가 민감하지 못해 정상 노인에게도 가벼운 기립성저혈압이 생기기 쉽습니다. 그러나 기립성저혈압의 증상이 심하게 나타나면 뇌 혈액순환 장애의 문제가 없는지 검사해 볼 필요가 있습니다. 연로해지면 정상 혈압을 유지해도 뇌 혈액순환이 나쁠 수 있고 뇌혈관이 쉽게 막힐 수도 있기 때문입니다. 평소 혈압약을 복용하시는 분에게 기립성저혈압이 심하게 생기면 드시는 약을 먼저 확인해야 합니다. 그동안 없던 기립성저혈압이 갑자기 심하게 생기면 검사를 받아보는 것이 좋습니다.

과도한 건강염려증은 스트레스로 작용하여 교감신경을 과흥분시키고 대사증후군의 원인이 되고 건강을 악화시킵니다. 그러나 스트레스가 되지 않을 정도의 건강염려증은 오히려 건강에 관심이 많은 것으로 큰 병을 막을 수 있습니다.

건강염려증인지 건강의 중요성에 중점을 두고 있는 것인지 경계가 모호하긴 하지만, 큰 병을 막을 수 있다는 것에 대해서는 감사한 마음입니다.

은퇴는 30년 후로
미뤘습니다

나이를 먹으면 머리가 약해집니다,
알츠하이머치매의 7단계를 소개합니다

치매 경영을 잘하시는 분입니다. 7년 전부터 부인의 치매 치료로 오십니다. 세월의 무심함과 이런저런 일로 부인은 점점 치매의 깊은 바다로 들어가고 있습니다. 매번 어려운 일을 겪으면서도 지극정성으로 최선을 다해 부인을 위하십니다. 치매를 너무나 잘 알기 때문에 부인의 치료와 함께 자신의 예방치료도 하셨습니다. 저와 세세한 것까지 상의하면서 건강 경영을 잘하고 계십니다. 하시는 일은 몇십 년을 병원에 누워계신 선배의 회사를 대신 경영하는 것이었습니다. 선배와의 약속을 끝까지 잘 지켰습니다. 작년 12월에 퇴사하면서 선배 아드님께 모든 회사 일을 명예롭게 인수인계하셨습니다. 부인이 치매 진단을 받으면서 시작된 긴 외로운 여정에도 흔들리지 않고 자녀들의 결혼식도 모두 잘 마쳤습니다. 어머니의 몫까지 차분하게 잘 해내신 것입니다.

60대의 청년은 바쁩니다. 일주일에 두 번 고등학교 동창 모임에서 합창 연습을 합니다. 줌으로 한다고 했습니다. 한 번은 경전 공부 모임을 갑니다. 외손녀 유치원 등교도 돕습니다. 시스템이 잘되어 있는 요양병원에 계신 부인과 화상 통화로 매일 1시간씩 예불을 합니다. 숙연해지지 않을 수 없는 일입니다. 코로나로 대면이 어려워진 1년 넘도록 쉬지 않고 매일 화상으로 부인과 만나십니다. 이번에 은퇴하셨다고 가벼운 옷차림으로 오셔서는 평생 함께 일해 온 동료들과 연구재단을 만든다고 하십니다. 무척 희망에 찬 모습이었습니다. 바쁜 걸음으로 나가시며 한 말씀 두고 가셨습니다.

"은퇴는 30년 후로 미뤘습니다! 하하!"

그렇습니다. 백세시대에는 은퇴를 미루어야 합니다. 평균수명이 짧아 환갑잔치의 의미가 크던 시절에는 65세에 정년퇴직하고 노후를 즐기는 것이 맞았을지는 몰라도 백세시대인 지금은 그렇게 하면 안 됩니다. 백세까지 현역이어야 합니다. 저도 65세가 넘으면서 이름도 바꾸고 모든 것을 다시 시작하고 있습니다. 최연소 통계청장을 지내신 오종남 교수는 일찍이 백세시대를 예견하고 인생계획

30+30+30인 triple 30를 제창하셨습니다. '당신은 행복하십니까?'(공감)라는 책으로 노후 30년에 대한 철저한 대비를 강조했습니다. 노후 행복의 조건은 많습니다. 경제학자는 노후의 궁핍을 걱정합니다. 사회학자는 가족, 친구, 사랑하는 사람과 같은 노후의 인적 지지를 강조합니다. 의사는 노후의 건강이 가장 중요하다고 합니다. 하나만 가질 이유가 없습니다. 셋 다 가져야 합니다. 셋 다 가지는 가장 좋은 방법은 은퇴하지 않는 것입니다. 그렇다고 꼭 회사나 직업을 말하는 것이 아닙니다. 마음의 은퇴를 하지 않는 것입니다.

마음도 나이와 함께 약해집니다. 나이를 먹으면 머리가 약해집니다. 머리가 나빠지면 하는 일이 잘되지 않습니다. 하는 일이 잘되지 않으면 운이 나빠집니다. 나이 들면 운도 늙습니다. 머리가 약해지고 운도 따르지 않으면 마음도 약해집니다. 해결하는 방법이 있습니다. 마음을 붙들어야 합니다. 마음을 붙들어야 머리가 나빠지지 않습니다. 머리가 좋아야 건강하고 건강해야 행복을 누릴 수 있습니다.

'백세 행복'으로 가는 길은 '마음 다짐'에서 출발합니다. 은퇴를 30년 미루어 보세요.

특히 알츠하이머치매는 어느 날 갑자기 걸리는 병이 아니고 오랜 세월에 걸쳐 치매로 변하는 질환입니다. 치매를 미리 대비해야 하는 이유입니다.

다음은 알츠하이머치매의 진행 7단계(by Dr. Barry Reisberg of New York University)입니다.

진행 1단계, 무증상기(no impairment)

진행 2단계, 매우 경미한 감퇴기(very mild decline)

진행 3단계, 경도 감퇴기(mild decline)

진행 4단계, 중등도 감퇴기(moderate decline)

진행 5단계, 중등도 중증 감퇴기(moderately severe decline)

진행 6단계, 중증 감퇴기(severe decline)

진행 7단계, 매우 중증 감퇴기(very severe decline)

2단계는 주관적인지장애와, 3단계는 경도인지장애와 유사합니다.

4단계는 초기치매, 5단계는 중기치매, 6단계는 말기치매 전반부, 7단계는 말기치매 후반부와 유사합니다.

5단계는 초기치매, 6단계는 중기치매와 겹치기도 합니다.

무엇보다 중요한 것은
'건강해지는 다이어트'를 하는 것입니다

비만과 뇌졸증

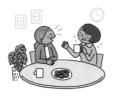

세상이 빠르게 돌아가고 있습니다. 만나는 사람이 많아졌고, 오래 인연을 쌓아가는 시대는 지나가고 있습니다. 쉽게 만나고 쉽게 헤어지는 세상이 되었습니다. 이런 이유로 더욱더 첫인상이 중요한 세상이 되었습니다. 특히 줌으로 여러 명과 소통하는 이 시대는 탤런트 송 중기 씨처럼 잘 생기고 건강해 보여야 믿음을 줍니다. 비만이면 전문가다운 느낌을 주지 못할 뿐 아니라 뇌졸증이나 치매가 되기 쉽습니다.

예전에는 살찐 사람을 '부티 난다.'라고 하던 시절이 있었습니다. 먹거리가 풍족하지 않던 시절이었고 사람들은 충분한 식사를 하지 못했습니다. 부자라야 제대로 먹었기에 살찐 사람을 부자라고 생각하던 때였습니다. 수업시간에 '미국 같은 부자나라에는 가난한 사람이 비만하다.'라고 해서 쉽게 이해하지 못했습니다. 식단이 서구화가 많이 된 지금은 살찐 사람을 부티 난다고 생각하기보다는 자기관리가 안 되는 사람으로 받아들입니다. 물론 체질이나 질병 또는 스트레스 등으로 체중조절이 잘 안 될 수도 있겠지만요.

살을 빼기 위해 다이어트를 많이 합니다. 다이어트는 식습관, 식단 등의 의미이지만, 통상적으로 체중조절을 위한 diet control을 '다이어트' 또는 '다이어트를 한다.'라는 말로 많이 쓰고 있습니다. 다이어트는 평생 필요합니다. 인간을 비롯한 동물은 기아를 대비해 에너지를 비축하려는 생리가 소모하려는 생리보다 강합니다. 인간은 약 300만 년 전부터 존재했다고 합니다. 풍족하게 살기보다는 대부분 시간을 기아에 시달려 왔습니다. 나를 존재하게 해준 조상들은 기아를 이겨내고 생존했습니다. 나의 체질은 에너지 비축전문가입니다. 최근 들어 먹거리가 풍부해졌습니다. 식단의 서구화로 고열량 음식을 과다하게 섭취하면서 비축전문가가 고도비만이라는 작품을 만들었습니다.

비만은 보기에도 나쁘지만, 각종 질병의 원인이 됩니다. 물그릇에는 담을 수 있는 만큼만의 물을 담아야지 더 많이 부으면 넘쳐 흘러서 주변을 적시게 됩니다. 각종 질병을 일으키게 됩니다. 덜어야 합니다. 음식을 줄여야 합니다. 철저한 다이어트 콘트롤을 해야 합니다. 단기간에 가시적 효과를 보기 위해 황제 다이어트, 덴마크식 다이어트, 일일 일식 다이어트, 레몬다이어트 등이 유행합니다. 너무 빠른 체중감량은 몸을 약하게 만들 수 있고 요요현상도 크게 올 수 있어 실패하기 쉽습니다. 다이어트는 충분한 시간을 두고 서서히 감량하는 것이 좋습니다. 비축전문가를 자극하지 않는 것이 좋습니다. 다이어트는 입학시험을 위해 하는 공부 같은 것이 아닙니다. 평생 자기 발전을 위해 꾸준히 해야 하는 공부입니다. 생활습관으로 스며들어야 합니다.

무엇보다 식습관을 바꾸어야 합니다. 어떤 음식을 피해야 할까요? 열량이 높은 음식과 혈당을 빠르게 올리는 당지수가 높은 음식을 피해야 합니다. 먹지 말아야 하는 음식으로 밀가루, 쌀가루, 엿기름, 설탕, 아이스크림, 주스, 과자류, 음료수 등등이 있습니다. 과식도 나쁘지만, 당 지수가 높은 음식도 줄여야 합니다. 라면, 튀김, 부침개, 닭튀김, 짜장면, 탕수육, 치맥은 피하는 것이 좋습니다. 육류는 기름을 제거하고 소량을 섭취하는 것이 좋습니다. 조금 많이 먹어도 괜찮은 음식으로는 섬유소가 풍부하고 열량이 적게 든 고구마 토마토 같은 뿌리채소와 단백질이 많이 들어있는 콩, 팥, 잡곡, 두부 등이 있습니다.

식습관은 쉽게 바뀌지 않습니다. 식습관을 바꾸기 위한 계기를 갖는 것이 좋습니다. 일정 기간 인위적으로 다이어트 콘트롤을 하는 것이 식습관을 바꾸는 계기가 됩니다. 이럴 때 몸에 무리를 주지 않는 지혜가 필요합니다. 영양부족을 최소화하기 위해 충분한 수분과 전해질과 비타민과 무기질 섬유소 등을 보충하면서 다이어트를 해야 합니다. 프로그램의 도움을 받는 것이 좋습니다.

무엇보다 중요한 것은 '건강해지는 다이어트'를 하는 것입니다.

행복 백세로 가는 길

뇌 건강과 신경 가소성

행복 백세를 꿈꾸시나요? 행복 백세의 기본은 건강입니다. 건강 중에서도 뇌 건강이 가장 중요합니다. 뇌를 건강하게 만들려면 갈고닦으면서 잘 보존해야 합니다. 뇌를 갈고닦아야 좋아지는 이유는 변하는 성질이 있기 때문입니다. 그냥 두면 녹슬고 무뎌지고 못쓰게 되거나 폐기하여야 합니다. 갈고닦으면 반짝반짝 빛이 납니다. 신경 가소성이라 합니다. 용불용설처럼 사용하면 튼튼해지고, 사용하지 않으면 도태되는 것과 같습니다. 갈고닦으면 튼튼해지기도 하지만 오래 보존하는 방법도 됩니다. 물론 너무 과하게 닦으면 오히려 부서질 수 있습니다.

문제는 갈고닦을 필요성을 너무 늦게 깨닫게 된다는 것입니다.

녹이 쓸게 되면 닦아도 빛이 덜 나게 됩니다. 심하면 아예 닦이지 않거나 버려야 합니다. 버려지는 뇌세포는 사멸한 뇌세포입니다. 사멸한 뇌세포를 대신할 새로운 뇌세포는 대부분 만들어지지 않습니다. 크게 보면 뇌세포는 재생이 안 됩니다. 그리고 아예 닦이지 않을 정도로 나빠진 뇌세포는 좀비 뇌세포입니다. 좀비 뇌세포는 재활이 되지 않습니다. 뇌 기능이 전혀 없을 뿐 아니라 없는 것보다도 못한 뇌세포입니다. 좀비 뇌세포가 되기 전에 덜 녹슨 상태에서 닦을수록 잘 닦입니다. 닦는 예방 노력은 빨리할수록 좋습니다.

보통 단순 건망증은 치매와 관계가 없는 것으로 알려져 있습니다. 저는 다르게 생각합니다. 물론 건망증이 있다고 언젠가 반드시 치매가 되는 것은 아닙니다. 이런 이유로 단순 건망증은 치매와 관계 없다고 생각할 수도 있습니다. 그러나 건망증이 증가하면 그냥 두고 볼 일이 아닙니다. 건망증이라는 가벼운 증상도 뇌가 제법 약해졌기 때문에 나타나는 것입니다. 적극적으로 뇌를 갈고닦기 시작해야 합니다.

건망증이 조금 심해지면 주관적인지장애가 됩니다. 주관적인지장애와 객관적인 경도인지장애의 차이는 주관적으로 느끼기만 하느냐 객관적으로 눈에 띄느냐의 차이입니다. 주관적인지장애와 경도인지장애 사이에 뚜렷한 경계가 있는 것은 아닙니다.

주관적인지장애도 열심히 뇌를 갈고닦아야 합니다. 그리고 뇌세포재활치료를 겸하는 것이 좋습니다. 주관적인지장애일 때 녹이슨 세포 즉 활력이 떨어진 뇌세포가 많아졌고, 재활이 되지 않는 좀비 뇌세포도 만들어지고 있기 때문입니다. 이런 시기에 치료로 뇌세포가 재활이 되어도 썩 좋아지는 느낌은 들지 않을 수 있습니다. 이유는 예비능이 많이 줄지 않아 뇌가 나빠진 증상이 크지 않기 때문입니다. 부족 증상이 크지 않으므로 회복 증상도 크지 않습니다. 증상 호전이 크지 않더라도 뇌세포재활치료까지 열심히 받는 것이 좋습니다.

반면에 경도인지장애는 사멸한 뇌세포도 많아지지만, 좀비 뇌세포가 매우 많아진 상태입니다. 정상 뇌세포는 많이 남아 있지 않고, 많은 뇌세포는 활력이 떨어지고 있는 상태입니다. 증상도 남이 알 수 있을 정도로 심해져 있습니다. 뇌를 갈고닦는 가소성을 이용한 예방 노력도 중요하지만 뇌세포재활치료도 꾸준히 받는 것이 좋습니다. 인지 결핍 증상이 크므로 치료 효과도 뚜렷하게 나타납니다. 그러나 적절한 치료 시기는 놓쳤습니다. 이미 사멸한 뇌세포와 좀비 뇌세포가 많아졌기 때문입니다. 아쉽지만 그래도 치매 때 치료받는 것보다는 낫습니다.

하지만 이미 치매가 된 경우라도 빨리 치료할수록 좋습니다. 뇌세포재활치료의 효과가 제한적이지만 그래도 삶의 질을 높이는 데는 큰 도움이 됩니다.

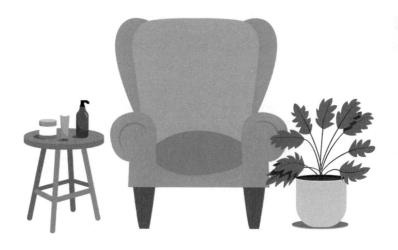

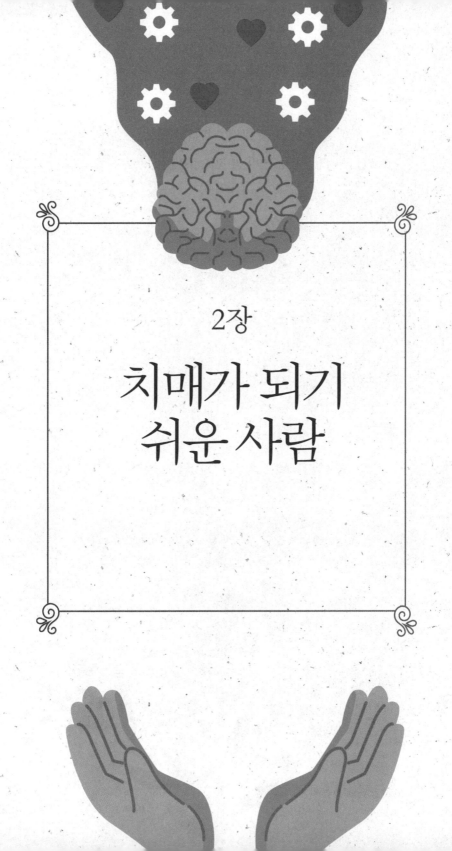

2장

치매가 되기
쉬운 사람

굼떠니스트, 귀차니스트, 고얀니스트, 막힌니스트

치매가 되기 쉬운 사람

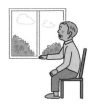

치매를 걱정하는 사람이 늘고 있습니다. 치매가 되기 쉬운 사람은 어떤 사람일까요?

치매 바로 전 단계인 경도인지장애가 된 사람과 대사증후군을 잘 관리하지 못하여 뇌졸중이 생겼거나 뇌졸중의 리스크가 커진 사람입니다.

먼저 뇌졸중의 리스크가 커지는 이유는 무엇일까요?

대사증후군을 잘 관리하지 못하는 경우입니다. 바로 비만, 과혈당, 고지혈증, 고혈압, 동맥경화와 같은 대사증후군을 잘 관리하지 못하면 뇌경색과 뇌출혈 같은 뇌졸중 즉 풍이 생기기 쉬운데요. 여기에 스트레스, 운동 부족, 과식과 흡연, 과음도 대사증후군을 악화시킵니다. 대사증후군을 제대로 관리하지 못하면 혈관치매는 물론 알츠하이머치매와 다른 치매 발생의 원인이 되기도 합니다.

경도인지장애의 증상은 무엇일까요?

기억력이 떨어진 것이 주 증상입니다. 기억력이 떨어진 경도인지장애는 대부분 알츠하이머치매가 됩니다. 이렇게 기억력이 떨어지는 경우 말고도 다른 인지 기능 즉 언어능력, 사고력, 판단력, 실행능력이 떨어지거나, 성격과 행동이 바뀌는 경도인지장애도 있습니다. 이런 경도인지장애의 경우 기억력은 대부분 문제가 없으므로 경도인지장애라는 생각을 못 할 수도 있습니다. 역시 치매가 되기 쉬운데요. 알츠하이머치매가 될 수도 있지만 전두측두치매, 루이바디치매 같은 다른 치매가 되기 쉽습니다.

기억력이 떨어지기 쉬운 사람은 어떤 사람인가요?

나이가 많은 사람, 가족력이 있는 사람, 아포지단백 E4 유전인자를 가진 사람, 여성, 두부외상, 낮은 교육수준, 머리를 쓰지 않는 사람, 환경요인, 술, 담배, 운동 부족, 사회성이 떨어지는 사람, 우울증, 과도한 스트레스, 만성 수면 부족 등등 많습니다.

기억력이 떨어지는 경우 이외에 성격이나 행동이 바뀌는 경우는 다음 4가지 유형이 많습니다.

첫 번째가 몸이 둔한 굼떠니스트

두 번째가 마음이 둔한 귀차니스트

세 번째가 충동을 억제하지 못하는, 고약한 사람인 고약니스트

네 번째가 변화를 수용 못 하는 꽉 막힌 막힌니스트가 있습니다.

첫 번째 굼떠니스트입니다.

나이 들면 왜 빠릿빠릿하지 못하고 점점 굼떠지게 될까요?

근육이 약해진 것도 있지만 근본적인 이유는 뇌가 약해졌기 때문에 굼떠지게 됩니다. 평소 굼뜬 행동을 해도 뇌가 빨리 약해집니다. 뇌세포는 사용하지 않거나 약하게 사용해도 약해지기 때문인데요. 몸이 둔해지는 것도, 행동이 굼뜨거나, 잘 넘어지거나 하는 것도 운동을 담당하는 뇌가 약해진 것이죠. 남들보다 심하면 파킨슨치매, 루이바디치매, 수두치매, 피질하혈관치매 등이 생기기 쉽습니다.

두 번째 귀차니스트입니다.

나이 들면 힘에 부치기도 하지만 왜 귀찮은 일이 많아질까요?

전전두엽의 동기센터가 약해졌기 때문이죠. 마음이 둔해지면 뭔가 하고자 하는 의욕, 의지가 약해지고 무의지중으로 방콕을 하거

나 우울증처럼 되어 모든 것이 귀찮아지는 귀차니스트가 되며 치매의 원인이 됩니다. 평소 귀찮은 일이 많아지거나 우울증을 자주 앓아도 뇌가 약해진 것입니다.

세 번째 충동억제불가지인衝動抑制不可之人 즉 고얀니스트입니다.

충동을 잘 억제하지 못하면 어떤 일이 일어날까요?

짜증이나 화를 잘 내며, 부적절한 성적 욕구, 반사회적 행동 등 남의 눈치를 보지 않는 고약한 사람이 되기 쉽습니다. 평소 화를 참지 않고 잘 폭발하면 교감신경이 폭발적으로 흥분하게 되고 이때 과도하게 분비된 노르에피네프린 등이 혈관을 과도하게 수축시키고 뇌세포를 손상합니다. 누적되면 치매가 되기 쉽습니다.

네 번째 막힌니스트

말이 통하지 않는 사람이 있죠. 자기 입장만 고수할 뿐 전혀 상대의 입장을 고려하지 않습니다. 이런 막힌니스트는 변화를 수용하는 능력이 떨어진 경우로 주로 사고력, 판단력, 결정력, 수행능력이 떨어진 경우입니다, 이야기가 통하지 않는 성격은 뇌가 나쁘기 때문입니다. 반대급부를 이해할 능력의 뇌가 없기 때문입니다. 편집증 형태로도 나타날 수 있습니다.

정리하면, 치매가 되기 쉬운 사람은 경도인지장애와 뇌졸중 리스크가 큰 경우입니다. 경도인지장애로 기억력이 떨어진 경우는 알츠하이머치매로 가기 쉽습니다. 뇌졸중의 리스크가 크면 혈관치매가 될 수 있습니다.

그러나 기억력은 큰 문제가 없어도 경도인지장애인 경우가 있습니다. 굼떠니스트, 귀차니스트, 고얀니스트, 막힌니스트이며 치매가 되기 쉽습니다. 평소 성격이나 행동의 변화가 심해지면 치매에 대한 적극적인 관심과 예방 노력이 필요합니다.

'장모님의 예쁜 치매' 주인공
장금순 여사 이야기

치매는 뇌가 약해지는 병입니다

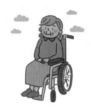

장모님은 소원대로 예쁘게 사시고 이틀 동안 아무 고통 없이 주무시다 89세에 떠나셨습니다. 자는 상태에서 조용히 생을 마감하는 것이 우리의 소원입니다. 혼자서 씩씩하게 사셨던 장모님은 제게 가족을 넘어서 특별한 환자였습니다.

88올림픽이 끝난 다음 해 올림픽선수촌에서 가정의학과 의원을 개업하였습니다. 진료를 병행하면서 새천년을 바라보는 2000년에 한의대를 졸업했습니다. 가정의학과 의사로 개업한 지 12년쯤 지나면서 한의사도 되었습니다. 단골분들이 기다려 주신 덕분이었습니다. 항상 감사한 마음입니다. 양한방 의사로 바뀌었지만 같은 자리에서 30년 가까이 진료했습니다.

단골 환자분들이 연로해지면서 치매가 되신 분이 많아졌습니다. 삶이 무너져내리는 것을 보면 마음이 아팠습니다. 어느새 '치매'는 제가 해결해야 하는 병이 되었습니다. 90이 다 되어가던 평양에서 피난 나오신 할머니도, 대학교 교수님도, 5살 때부터 다니던 23세 9대 독자도 안타깝게 치매가 되었습니다. 남의 일이 아니었습니다. 가족들은 한의사가 된 저의 한의학적 치료에 기대가 컸습니다. 놀랍게도 한약 치료로 완치에 가까울 정도로 호전되었습니다. 치매를 한약으로 치료하게 된 동기를 부여한 고마운 단골들입니다.

그 당시에 장모님도 치매 환자였습니다. 모 대학병원에서 치매 치료를 받아왔지만 3년쯤 지나면서 갑자기 치매 중기로 나빠지셨습니다. 더 이상의 독립생활이 어렵게 되었습니다. 저의 집으로 모셨고 한약으로 치료를 하게 되었습니다. 자연스럽게 치매에 대한 한약 연구를 하게 되었습니다. 치료해드리며 겪었던 치매의 모든 이야기는 '프리미엄 조선'에 연재하였습니다. 칼럼을 엮어 출간한 책 '장모님의 예쁜 치매'(공감)에 자세한 경험과 치료 과정을 펴냈습니다. 치매 가족이 참고하면 좋은 책입니다. 치료를 줄곧 받으셨기 때문인지 치매 환자로서는 곱게 사시다 11년 차 어느 날 아름다운 모습으로 조용히 떠나셨습니다.

대학병원에서 치료받고 계시던 장모님이 나빠지는 것을 보고 실망했습니다. 그 무렵 저는 치매를 의학적 지식에 한의학적 지혜를 융합하여 기적 같은 호전을 경험하고 있었습니다. 저의 집으로 모시게 된 이유 중 하나입니다. 한약으로 치료해드리기 위해서였습니다. 저희 방을 입원실처럼 꾸며 환자로 모시게 된 것입니다. 치료하면서 이런저런 한약의 효과를 직접 볼 수 있었습니다. 아내는 장모님께서 사위 사랑이 지극하셔서 치매를 앓으시면서까지 사위를 위한다고 했습니다. 사실이 그랬습니다. 치매의 진행 과정, 생활환경의 영향, 감정의 변화, 가족 간의 문제, 사회적 도움과 지지, 재산의 정리 등등 치매 환자의 모든 것을 경험할 수 있었습니다. 의사나 한의사로서의 치료뿐만 아니라 치매 환자 가족으로서의 세세한 문제까지도 충분히 경험하는 기회를 주셨던 것입니다. 여기서 얻은 경험으로 많은 조언을 해드릴 수 있게 되었습니다. 늘 장모님께 감사한 마음입니다.

치매는 뇌가 약해지는 병입니다. 뇌세포가 약해지고 부서진 것이 많아지면서 생기는 질병입니다. 부서진 뇌세포를 대신할 새로운 뇌세포는 만들어지지 않습니다. 뇌세포는 극히 일부를 제외하고는 재생이 되지 않습니다. 뇌세포가 약해진 정도는 다양합니다. 우리가 사는 집은 세월 따라 점점 낡게 됩니다. 많이 낡게 되면 철거해야 합니다. 그냥 두면 폐가처럼 됩니다. 우리의 뇌세포도 점점 약해집니다. 많이 약해지면 철거하듯이 사멸하거나, 폐가와 같은 좀비 뇌세포로 바뀝니다. 사멸한 뇌세포를 대신할 새로운 뇌세포는 거의 만들어지지 않습니다. 폐가와 같은 좀비 뇌세포는 재활이 되지 않습니다. 남아 있는 뇌세포의 활력도 다양하게 떨어져 있습니다. 낡은 집은 수리가 가능합니다. 활력이 떨어진 뇌세포의 회복은 가능합니다. 한의학적 뇌세포재활치료입니다. 뇌세포재활치료는 뇌를 보하는 것이며, 뇌세포의 다양한 부위를 보수하는 것입니다.

제 치료를 6년간 하루도 빠짐없이 성실하게 받아주셨습니다. 몹시 쓰다고 찡그리면서도 참으시며 감사하게 드셔 주셨습니다. 여러 차례 의학 방송에 함께 출연해 주실 때마다 최선 다해 열심히 도와주시던 모습이 눈에 선합니다. 무엇보다 '고마워 김 서방' '착하다' '사랑해' 힘없는 목소리로 하신 마지막 말씀이 마음에 남아 있습니다. 경도인지장애, 치매 초기, 중기, 말기의 어머님 아버님께서 제 앞에 오실 때마다 항상 장모님을 생각합니다. 환자분들의 다음 여정이 눈 앞에 훤하기에 간절하게 말씀드립니다.

넘어지지만 마세요, 골절로 누워계시게 되면 치매는 빠르게 나빠집니다. 넘어지지만 않으시면 저와 함께 오래 건강하게 해드리겠습니다.

울 아버지
잘 부탁합니다

치매는 지속적으로 나빠지는 병입니다

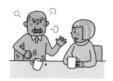

"저번 병원은 작아서 마음이 안 좋았는데 병원이 크고 넓어서
참 좋아요!"

압구정으로 의원을 이전한 저를 축하해 주신 80대 치매 환자의
말씀이었습니다. 알츠하이머치매 중기로 한참 진행된 분의 말씀이
셨기 때문에 감동이 더 컸습니다. 이전하기 전 20평 정도의 아주 작
은 의원에서 100평 가까운 큰 의원으로 확장했기 때문입니다. 치매
환자이셨지만 작은 공간에서 애쓰던 제가 안쓰럽게 보였던 모양입
니다. 큰 대기업의 부회장까지 지내신 분이라 보시는 관점도 남다르
셨습니다. 지금은 떠나고 안 계시지만 치매를 앓고 힘드신 상황에 진

료하러 오셔도 자세를 흩트리지 않으려고 많이 애쓰셨습니다.

　원래는 건강하셨는데 약 6, 7년 전에 담낭 수술을 받으셨고 그 이후로 조금씩 기억력이 떨어지기 시작해 알츠하이머치매로 진단받은 지 5년이 넘은 상황이었습니다. 이미 중기 치매로 진행되어 기억력 장애가 심했습니다. 일상생활을 혼자서 할 수 없고 부인이 온종일 돌보면서 잠시도 눈을 뗄 수 없는 상태였습니다. 연로하신 부인도 힘에 부쳤습니다. 불면이 심해지고 많이 보채고 망상과 환시가 생겨 불안해하는 경우도 많았습니다. 치료 후 많이 호전되었습니다. 외출도 가능해지고 혼자서 매일 걷기도 하시는 등 컨디션이 좋아졌습니다. 병이 더 호전되면 외국에 있는 따님에게 가게 해드리겠다는 희망을 드리면서 열심히 치료를 받게 했습니다. 따님에게 가시기 위해 열심히 노력하셨습니다. 3, 4년간 그만그만하게 유지하고 있었습니다. 이후 부인께서 더 호전시켜보겠다는 생각으로 다른 곳에서 치료를 받게 했습니다. 그리고 얼마 지나지 않아 돌아가셨다는 소식이 왔습니다. 마음이 아프고 안타까웠습니다.

　치매는 계속 나빠지는 병입니다. 뇌세포재활치료로 어느 정도 회복과 진행을 느리게 할 수는 있지만, 진행을 멈출 수는 없습니다. 치매는 뇌세포재활치료의 대상이 되는 뇌세포가 부족해졌을 뿐만 아니라 뇌세포 자체가 많이 약해진 상태입니다. 약해진 세포이기 때문에 치료해도 점점 약해질 뿐만 아니라 점점 좀비 뇌세포로 바뀌거나 죽어 사라지게 됩니다. 치료를 받지 않는 경우보다는 큰 도움이 되지만 완벽한 치료가 될 수는 없습니다. 회복시켜도 약한 뇌세포일 뿐만 아니라 그나마도 얼마 남아 있지 않기 때문입니다. 늦게 올수록 증상도 더 제한적으로 호전됩니다. 진행도 어느 정도 느리게 할 수 있지만 오래 버티지는 못합니다.

이런 이유로 좀비 뇌세포가 많아지기 전에 뇌세포재활치료를 받아야 합니다. 좀비 뇌세포는 건망증이 증가할 때 이미 생기고 있습니다. 이런 관점으로 보면 건망증을 가볍게 볼 일이 아닙니다. 적극적인 치매 예방 노력을 시작하는 것이 좋습니다. 주관적인지장애가 나타나도 적극적인 뇌세포재활치료를 받는 것이 좋습니다. 치매는 조기에 발견해도 늦습니다. 경도인지장애 때 재활 치료를 시작해도 아쉬운 점이 많습니다. 이미 좀비 세포가 꽤 많이 생겼기 때문에 완벽한 회복이 어렵습니다. 물론 이런 관점은 의학적 관점과는 다를 수 있습니다.

치료가 잘 되어 어느 정도 호전되었을 때, 가족의 마음은 애가 탑니다. 더 좋아지고 건강했을 때처럼 온전한 생활을 하게 되길 바라는 마음에 더 애가 탑니다. 치료하는 저도 더 욕심이 납니다. 치매는 크게 보면 물 흐르듯, 시간을 거슬러 올라가기가 어렵습니다. 천천히 흐르게 하고 잔잔하게 흐르도록 시간에 순응하는 것이 최선입니다.

"우리 아버님 이대로만 쭉 가게 해주세요. 이대로만요." 아프고 고마운 마음입니다.

"오늘 아침
원장님이 너무 보고 싶었어요"

**젊은 나이에 발병하면 빠르게 나빠지고
늦은 나이에 발병하면 진행이 느린 치매**

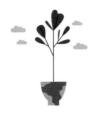

매주 화요일 11시에 오시는 50대 예쁜 선생님 이야기입니다. 4년째 한 가족으로 지내고 계십니다. 남편과 처음 오셨을 때 "이제 어떻게 되는 거예요?" 하시며 큰 눈에 눈물이 가득 고이셨던 모습이 선합니다. 기억력이 많이 떨어져 은퇴하신 선생님으로 곱고 맑으신 천사이십니다. 얼마 전 진료실 밖에서 제 방을 자꾸 들여다보시는 거예요. "선생님! 무슨 일 있으세요?" "아! 예! 오늘은 아침부터 원장님이 너무 보고 싶은 거예요. 하하하! 그래서 원장님 좀 보고 가려고요!" "아! 정말요? 그러셨군요? 들어오세요!" 한 달에 한 번 뵙는 정기진료는 아니지만, 진맥하고 혈압을 측정해 드렸습니다. 환하게 웃으시는 모습에 우리 모두 행복해진 날이었습니다.

처음 진료할 때의 두려움은 사라지고 진취적이고 적극적이십니다. 영어도 라인댄스도 매우 열심히 배우십니다. 혼자 전철을 이용하시고 매주 오셔서 찜질의 일종인 훈훈욕을 1시간 반 동안 하고는 시원하다 하며 씩씩하게 돌아가십니다. 가시는 뒷모습을 보면 제 마음이 훈훈해집니다. 처음 오실 때는 부부가 서로 걱정하고 불안해하였습니다. 남편은 아내를 잃을까 하는 걱정이 가득하고 선생님은 미래의 자신에 대한 두려움이 컸습니다. 불안한 미래를 이기기 위해서는 의학적 치료도 중요하지만, 부부의 끈끈한 사랑이 큰 도움이 됩니다. 남편께는 아침에 일어날 때 부인을 2분 정도 꼭 안아주면 두 분의 뇌세포가 열려 치매 예방에 좋다고 알려드렸습니다. 고맙게도 두 분은 그대로 하셨습니다. 선생님께는 두려움을 없애는 방법으로 '내가 세상에서 가장 행복한 이유 10가지' 행복 리스트를 써서 냉장고에 붙이자고 제안했습니다. 그대로 실행하셨습니다. 아내에 대한 사랑과 소중함 그리고 남편에 대한 믿음을 서로 확인하게 되었습니다. 치매로 인해서 부부애는 더없이 돈독해졌습니다. 가끔 남편께서는 제게 묻습니다. "아내와 보낼 시간을 생각하면 제가 바로 은퇴하고 집에 같이 있어야 하지 않을까요? 같이 할 수 있는 시간이 너무 아까워서요." "아직은 아닌 것 같습니다!" 아침에 애틋하게 헤어지고 저녁에 반갑게 만나는 귀한 열애를 포기할 일은 아니라고 조언했습니다. 앞으로 남은 시간이 많으니까요.

만 3년이 지나면서 모든 것이 조금씩 나빠져 가고 있습니다. 혼자서 전철을 타고 오기 힘들어 요즘은 가끔 안 오시는 경우가 늘었고 기억력도 조금 못해졌습니다. 치료해도 치매는 나빠집니다. 물론 치료를 받지 않는 경우보다 천천히 나빠집니다. 젊은 나이에 발병하면 빨리 나빠지고 늦은 나이에 발병하면 진행이 느린 편입니다. 알츠하이머치매 초기에서 중기로 진행되는 시간이 평균 1년에서 3년 정도입니다. 대체로 50대에 발병하면 약 1년, 70대에 발병하면 약 3년 정도 뒤에 중기치매로 진행되는 경향을 보입니다.

치매는 발병하기 약 20년 전부터 뇌가 변하기 시작한다고 하는 견해가 있습니다. 시작은 40대 중반이며 진행되는 속도가 빠르면 일찍, 진행 속도가 늦으면 늦게 발병한다는 견해도 있습니다. 뇌가 변하는 과정은 첫 단계로 뇌세포 바깥에 베타아밀로이드라는 앙금이 생기기 시작하여 점점 더 쌓이게 됩니다. 두 번째 단계로 베타아밀로이드 찌꺼기가 증가하면서 뇌세포 안에도 찌꺼기가 쌓이게 됩니다. 세 번째 단계는 이런 변화가 진행되면서 뇌세포 안에 찌꺼기가 가득 쌓여 기능이 없어지고 주변세포에 부담을 주는 좀비 뇌세포로 바뀌거나 사멸로 사라지게 됩니다. 네 번째 단계는 이런 좀비 뇌세포와 죽은 뇌세포가 늘면서 기억력이 떨어지게 되고 치매가 됩니다.

이런 기간이 일정하지는 않습니다. 이해를 위해 변하는 기간이 같다고 보면, 변화가 5년마다 일어난다고 할 때 40대 중반인 45세가 20년(5x4=20) 후 65세에 발병하게 되고, 4년마다 바뀌면 16년(4x4=16) 후 61세에 발병하게 되고, 10년마다 바뀌면 40년(10x4=40) 후 85세에 발병한다는 계산이 나옵니다. 이런 계산이 정확하지는 않지만, 치매의 진행을 이해하는 데 도움이 됩니다.

변화의 시작이 꼭 40대 중반이라는 근거나 정확하게 변하는 기간을 알 수는 없습니다. 치매가 늦게 발병할수록 뇌의 변화가 시작되는 나이가 많고 진행도 느릴 수 있습니다. 특히 첫 단계 변화 기간의 차이가 더 클 것으로 생각됩니다. 어쨌든 빨리 발병할수록 진행이 빠르고 늦게 발병할수록 진행이 느린 편입니다.

우리 선생님은 50대 중반에 발병했으므로 3~4년 간격으로 진행되어왔고 1년도 안 되어 중기로 변할 수 있었던 것으로 추정할 수 있습니다. 물론 치매 발병 시점과 중기로 바뀌는 시점을 정확하게 알수는 없지만, 지금까지 잘 치료되고 있다고 생각됩니다. 용기를 잃지 않으시기를 기원합니다.

저에게 주시는 큰 선물이었습니다.

우리 아버지
갑자기 나빠지셨어요!

증상이 호전되었다고 완치가 된 것은 아닙니다

"우리 아버지 갑자기 나빠지셨어요!" "약을 드셨는데 왜 나빠져요?" 80대 중반의 친정아버지를 치료해드렸던 가끔 만나는 지인의 항의 섞인 질문이었습니다. 6·25사변 참전 용사이셨던 친정아버지는 치료를 받고 많이 좋아지셨습니다. 혈관 치매였습니다.

처음 진료할 때는 따님이 자가용으로 모시고 왔습니다. 제대로 걷기가 힘들어 따님과 부인의 부축을 받았습니다. 뇌세포재활치료약을 드시고 한 달 후 진료받기 위해 다시 오셨습니다. 증상이 많이 호전되어 따님이 차로 모시지 않고, 부인과 함께 지하철과 버스를 이용하여 걸어오셨습니다. 6개월간 정성스럽게 뇌세포재활치료를 받으셨고 거의 치매 전 단계로 호전되었습니다. 이후에는 드문드문 한 약을 드시면서 주로 다니시던 병원의 처방 약을 드셨습니다.

약 4, 5년 후 모임에서 따님을 만났습니다. 약을 드셨는데 왜 나빠지느냐는 질문을 했습니다. 다시 뇌졸중이 생기면서 갑자기 증세가 나빠진 것입니다. 혈전 예방약을 드셔도 혈전이 다시 생길 수 있습니다. 아버님이 약을 드시고 많이 호전된 것은 혈관 치매이기 때문입니다. 남아 있는 뇌세포가 비교적 튼튼한 세포이기 때문에 치료의 효과가 큽니다. 잘 관리하면 거의 일반적인 노화 과정처럼 진행될 수 있습니다. 그렇다 하더라도 다시 올 수 있는 뇌경색을 100% 예방을 하기는 어렵습니다. 병원에서 뇌경색 예방을 위해 고혈압 고지혈증 당뇨 등을 관리하는 약과 혈전을 예방하고 치료하는 약을 처방받아 드셨습니다. 혈전에 대한 약을 드셨는데도 뇌경색이 다시 생긴 것입니다.

문제는 약을 드셔도 뇌경색이 다시 생길 수 있다는 것입니다. 그래도 약을 드신 경우가 안 드신 경우보다 뇌경색이 덜 발생하고 발생해도 안 드신 것보다 약하게 생깁니다. 뇌경색이 일어나지 않게 하려고 약을 강하게 쓰면 출혈의 위험성이 높아지기 때문에 100% 예방하기는 어렵습니다. 참고로 뇌경색이 생기면 4시간 안에 응급실로 가서 혈전용해제 치료를 받는 것이 가장 중요합니다.

혈관치매도 계속 치료를 받는 것이 좋습니다. 치매가 완치되는 병은 아니지만 혈관치매는 치료의 효과가 크고 비교적 천천히 악화됩니다. 그러나 관리를 잘못하면 뇌경색 등으로 갑자기 악화될 수도 있습니다. 증상이 호전되었다고 완치가 된 것은 아닙니다. 증상이 호전되어도 다른 사람보다 뇌가 빨리 약해집니다. 최대한 적극적인 치료를 받아야 합니다.

가볍게 생각하지 마시고 생활 습관, 음식 습관 처음부터 다시 꼼꼼하게 자신을 챙겨보시기 바랍니다.

혈관치매

혈관치매는 큰 뇌동맥이 두세 차례 막혀 갑자기 치매가 되는 다발성뇌경색치매와 뇌심부의 작은 동맥의 순환장애로 비교적 서서히 생기는 피질하혈관치매가 많습니다. 간혹 중요한 부위의 뇌동맥이 막혀 생기는 전략치매도 유전되는 혈관치매도 있습니다.

체질의 영향을 받기도 하지만, 대부분의 혈관치매는 생활 습관의 병입니다. 대사증후군으로 알려진 비만, 고혈당, 고지혈증, 고혈압을 잘 관리하고 동맥경화증과 혈전을 예방해야 합니다. 대사증후군의 악화 요인으로 과도한 스트레스와 운동 부족이 있습니다. 그리고 과식 폭식 편식과 같은 잘못된 식습관이 좋지 않습니다.

골프 치는 치매환자

**치매라고 무조건 포기할 병이 아닙니다.
치매의 종류가 많습니다**

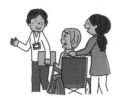

유명 병원에서 카다실(CADASIL)이라는 유전성 혈관성치매로 10년 이상 치료를 받아 오던 70대 중반 노신사의 이야기입니다. 평소 편두통이 심했답니다. 10여 년 전에 뇌졸중으로 쓰러지고 후유증으로 우측 하지의 불완전 마비가 생겨 거동이 불편해지셨다고 합니다. 인지기능이 조금씩 나빠지면서 CADASIL이라는 진단을 받았습니다. 처음 진료할 때의 인지검사는 경도인지장애 수준이었지만, 실행 능력이 많이 떨어져 있었습니다. 의사소통은 큰 어려움이 없었습니다. 현금인출기에서 돈을 뺄 줄 모르게 되고 4년 전부터 운전을 하지 못하게 되었다고 합니다.

혈관성치매에도 유전병이 있습니다. 체 염색체 우성으로 유전되는 치매(CADASIL)와 열성으로 유전되는 치매(CARASIL)가 있습니다. CADASIL은 비교적 젊은 나이인 40대부터 증상이 나타나기 시작합니다. 인지기능은 대부분 서서히 나빠집니다. 뇌졸중이 반복될 수 있으며 주로 뇌의 깊은 곳에 잘 생깁니다. 고지혈증, 고혈압, 당뇨와 같은 혈관질환을 일으키는 질병이 없는데도 뇌출혈이나 뇌경색을 일으키는 경우 의심해볼 필요가 있습니다. 두통이나 편두통이 잘 생깁니다. 이분은 늦은 나이에 발병하였습니다.

치매 강의를 들은 부인이 뇌세포재활치료를 위해 남편을 모시고 왔습니다. 치료를 받으면서 놀라운 일이 일어났습니다. 한 달 치료를 받고 두 번째 방문할 때 치매 환자가 손수 운전하고 오셨습니다. 인지기능이 호전되고 다리도 부드러워져 직접 운전하신 겁니다. 판단력이 어눌해지고 특히 다리도 불편하여 4년 전부터 운전대를 놓았답니다. 흥분하시는 두 분께 운전은 할 수 있지만 남의 안전을 위해 운전을 하시면 안 된다고 했습니다. 3달이 지난 후에는 일본으로 동창들과 함께 부부 골프 여행을 갔다 오셨습니다. 하루 27홀씩 3일간 연속으로 거뜬히 치고 왔다고 자랑하셨습니다.

치매를 일으키는 원인이 많습니다. 원인을 크게 3가지로 나눌 수 있습니다. 첫째, 뇌세포가 빨리 노화되면서 생기는 치매를 퇴행성 치매라 합니다. 알츠하이머치매가 대표적 퇴행성 치매이며 이외에도 파킨슨치매와 루이바디치매(레비소체치매) 그리고 전두측두치매 등등이 있습니다. 둘째, 혈관질환으로 생기는 혈관성치매가 있습니다. 다발성 경색 치매와 피질하 혈관 치매가 많고 유전성 혈관치매 선락치매 등등이 있습니다. 셋째는 다른 질병으로 치매 증상이 나타나는 경우로 원인 질병을 완치하면 치매가 완치되기도 합니다. 엄밀하게 말하면 기타 치매는 치매가 아니라 치매 증상을 동반하는 기타 질병입니다.

가장 흔한 치매는 알츠하이머치매로 전체 치매의 약 2/3가 되며, 나머지의 약 2/3를 혈관 치매가 차지합니다. 나머지의 약 2/3 정도가 파킨슨치매와 루이바디치매입니다. 진단 방법이 파킨슨치매, 루이바디치매가 차지하는 비율이 높아지고 있습니다. 두 종류 이상이 섞여 있는 복합 치매도 많습니다. 알츠하이머치매와 혈관치매, 알츠하이머치매와 루이바디치매 이런 식으로 섞여 있는 경우가 많습니다.

혈관 치매는 예방도 가능하고 진행도 거의 멈출 수 있습니다. 치매라고 무조건 포기할 병이 아닙니다.

도배기가 우리 집 단골이었어!

다양한 치매 종류가 있는 만큼 치매의 과정과 증상 또한 다양합니다

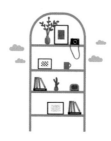

저와의 인연이 만 4년째이신 분입니다. 77세 장모님을 매달 한 번도 거르지 않고 사위께서 모시고 옵니다. 종합병원에서 알츠하이머치매로 진단받아 치료를 받고 계셨던 분입니다. 노인성 우울증도 있어 줄곧 한숨을 쉬고 "사는 재미가 하나도 없어."라고 하며 웃지도 않았던 분입니다. 오로지 "외손녀 보는 낙으로 산다."라는 말씀만 하셨습니다. 어머님은 서울 근교에서 유명한 염소탕 전문식당을 평생 운영해 오신 분입니다.

매달 오실 때마다 저에게 실감 나게 해주시는 옛이야기가 있습니다. "우리 집에 늘 도배기가 오셨는데 그 도배기가 사람들이 도지

사래! 난 그것도 모르고, 도배기! 도배기! 했지! 하하하!" "맨날 많은 사람을 데리고 왔는데 나더러 그랬어." "장사도 못 하는 양반이 장사 하신다고…. 하하하!" "나를 놀리잖아!" 매번 똑같은 말씀을 하셔도 우리는 처음 듣는 것처럼 웃으며 재미있게 듣곤 합니다. 옆에 계신 사위님께서 멋쩍어하셔도 우리는 들을 때마다 매번 재미있게 듣고 질문도 합니다.

언젠가 한 번은 사위께서 말씀하셨습니다. "같은 이야기를 듣는 것은 우리도 지겨운데 어떻게 그렇게 항상 처음 듣는 것처럼 들으세요?" 그렇습니다. 같은 이야기를 듣기는 쉽지 않습니다. 그래도 항상 처음 듣는 것처럼 재밌게 들으며, 추억을 회상시켜 주면 치매 환자에 게는 좋은 일입니다. 같은 이야기를 하고 또 해도 타박하거나 무시하 면 환자는 자존심이 상하게 되고 좌절하며 치매가 더 나빠지게 됩니 다. 매번 처음 듣는 것처럼 재미있게 들어주는 것이 좋습니다.

치매는 타박이나 무시하는 것을 감당할 수 있는 머리의 여력이 없습니다. 즉 예비능력이 없습니다. 타박이나 무시하는 것을 이겨내 기 위한 뇌의 회로가 평소보다 더 필요해집니다. 회로의 여분이 없기 에 뇌의 회로가 막히게 됩니다. 막히면 움직이지 못하거나 바른길이 아닌 엉뚱한 길로 빠지게 됩니다. 말이 통하지 않거나, 엉뚱한 길로 빠져 막무가내식의 행동을 하는 파국증상이 생길 수 있습니다. 파국

증상이 생기면 이런 엉뚱한 길이 생기면서 치매가 빨리 나빠지게 됩니다.

효녀인 막내 따님이 어머님을 모시고, 염소탕의 노하우를 이어받아 식당을 운영하고 있습니다. 쉬는 날 없이 단골손님의 건강식을 맡고 있습니다. 제게 부탁합니다 "지금처럼 만요. 정말 감사합니다. 딱 더도 말고 덜도 말고 지금처럼 오래오래요!" "요즘처럼만 쭉 갔으면 좋겠어요!" 그렇습니다. 치매가 나빠지지 않는다면 얼마나 좋겠습니까? 하지만 치매는 치료를 받아도 계속 나빠집니다. 치료가 치매 진행을 늦출 수는 있지만 멈출 수는 없습니다. 누구나 세월 따라 나이를 먹고 늙어가기 때문입니다.

며느님이 존경하는 어머니

노인성 우울증으로 인한 가성 치매

자녀들을 훌륭하게 키우신 분입니다. 어머님은 세 자녀가 있는 아버님과 결혼을 하셨습니다. 82세 된 노부인이 치매가 아닌가 하여 대학교수이신 며느님이 강의 시간을 피해 직접 모시고 왔습니다. 3남매를 잘 키우기 위해 어머님은 당신의 아이를 낳지 않으셨다고 합니다. 몇 달 전부터 식욕이 떨어지고 누워계실 때가 많으며 밖으로 잘 나오시지 않는다고 합니다. 기력이 약해지고 기억력은 많이 떨어지셨다고 합니다. 얼굴이 무겁고 말씀이 별로 없으시며 인지검사 결과도 중기치매 정도로 나빴습니다. 잠이 잘 오지 않고 늘 피곤하며 아픈 곳이 많으시다고 하였습니다.

알츠하이머치매가 의심되어 뇌세포재활치료를 시작하였습니

다. 한 달 뒤에는 많이 좋아지셨다는 전화만 하셨습니다. 두 달이 지나면서 어머님을 모시고 오셨는데 반응이 놀라웠습니다. 제반 증상이 많이 좋아지신 겁니다. 30점 만점의 간단한 인지검사 점수가 두 달 사이에 13점에서 27점으로 올랐습니다. 중기치매 수준에서 정상 또는 경도인지장애 초기 수준의 점수로 바뀐 것입니다. 알츠하이머 치매일 경우 이렇게까지 호전되기는 어렵습니다. 노인성 우울증이 심한 가성 치매였던 것입니다.

노인성 우울증은 젊은 사람의 우울증과 다릅니다. 젊은 사람의 경우는 기분과 관련이 있는 뇌 부위의 기능이 일시적으로 약해진 것입니다. 아직 뇌가 젊고 가역적이어서 저절로 회복되기도 합니다. 반면에 노인성 우울증은 기분과 관계되는 뇌 부위가 실제로 약해진 경우가 많습니다. 이런 이유로 노인성 우울증은 비가역적일 수 있어 치료 효과가 크지 않을 수 있습니다. 다른 뇌 부위도 전반적으로 약해졌을 수 있습니다. 경도인지장애나 초기치매일 정도로 나빠지기도 합니다. 경도인지장애 중에서 기억력이 많이 떨어진 경우는 알츠하이머치매의 전 단계인 경우와 관련이 있습니다. 반면에 노인성 우울증은 알츠하이머치매로 진행되기도 하지만 전두치매로 진행되기도 합니다.

노인성 우울증은 젊은 사람의 우울증과 달리 우울증만 문제가 되는 것이 아닙니다. 나빠진 뇌로 인해 많은 증상이 나타나는 문제가 있습니다. 여기저기가 아프고 잠이 잘 오지 않거나 깨어나기 힘들기도 합니다. 조금 더 약해진 뇌에 우울증이 겹치면 뇌 기능이 더욱 나빠지면서 치매와 비슷한 증상이 잘 생깁니다. 이를 가성 치매라 합니다. 우울증은 에너지인 기가 부족해져 나타나는 증상입니다. 우울증으로 에너지까지 부족해지면 뇌가 약해진 증상이 심하게 나타나게 됩니다. 치매 증상까지 나타날 수 있습니다. 우울증이 호전되면 기가 정상적으로 회복되어 이런 치매 증상이 사라지므로 가성 치매라 합니다.

노인성 우울증을 가볍게 보면 안 됩니다. 노인성 우울증은 뇌가 약해진 기질적인 병입니다.

실제로 치료해보면 호전되어 좋은 결과를 자주 보게 되는 병입니다. 우울증으로 오시는 노인들께서도 호전되고 나면 무척 밝아지고 치매 증상도 놀랄 만큼 좋아지게 됩니다. 뇌세포재활치료가 필요합니다. 가성 치매까지 나타나는 노인성 우울증은 머지않아 진성 치매가 될 가능성이 매우 큽니다. 적극적이고 지속적인 치료로 건강을 지켜주시기 바랍니다.

어려운 일이긴 하지만 가족의 건강 변화를 잘 살피는 것이 가장 중요한 일입니다.

더 나빠지지 않았으면 좋겠습니다

루이바디치매와 파국증상

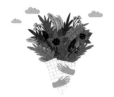

치매 환자를 돌보는 일은 쉬운 일이 아닙니다. 돌보는 분은 도를 닦아야 합니다. 다른 가족분들은 이런 노고를 적극적으로 덜어드려야 합니다. 특히 치매 환자가 정신적 심리적 장애로 이상행동이 많아지면 돌보는 것이 힘들어지고 요양 시설을 찾게 됩니다.

이런 힘든 일을 마다하지 않고 사랑으로 돌보는 부인의 이야기입니다. 70대 중반의 부부들입니다. 남편은 조종사였던 분으로 빨간 마후라 주인공처럼 키도 크고 잘 생겼습니다. 부인은 예쁘고 약하게 생겼습니다. 남편의 정신이 온전하지 않을 때 체격이 큰 남편을 혼자 힘으로 감당하기는 정말 힘들다고 했습니다. 자식들이 도와주기는 하지만 대부분은 부인의 일이었습니다.

남편은 루이바디치매를 앓고 계십니다. 의식의 기복이 심해 멀쩡해 보이다가 갑자기 정신이 나갑니다. 불면이 심하지만 어떤 때는 잠에 취해 나쁜 일이 생기지 않을까 걱정을 줄 때도 있습니다. 환시가 심해 귀신을 볼 때가 많으며 섬망과 망상이 생겨 현실과 동떨어진 생각과 행동을 자주 합니다. 멀쩡할 때는 치매 환자라고 생각하기 힘들 정도로 왔다 갔다를 반복합니다. 부인은 힘들기도 하지만 이런 남편이 너무 아픕니다.

약 일 년 전까지는 잘 모르고 살았답니다. 기억력이 나빠지기 시작하여 치료를 시작했지만, 병이 빠르게 진행되어 반년쯤 지나면서 많이 심해졌다고 합니다. 약 7, 8년 전에 협심증으로 심장에 스텐트를 삽입하였다고 합니다. 그 당시에 이미 경동맥 양측이 좁아졌으며 좌측 앞머리로 가는 동맥은 거의 막힌 상태였다고 합니다. 이후 혈전용해제 고지혈증약 고혈압약을 계속 복용해 오셨다고 합니다. 당뇨는 없었습니다. 최근에 검사한 MRI에 해마도 많이 약해져 있었습니다. MRA가 없어 혈관을 확인할 수는 없었습니다. 알츠하이머치매가 같이 있는 루이바디치매입니다.

알츠하이머치매 중기에 망상이나 환각, 불면, 이상행동과 같은 정신병과 비슷한 증상을 보이기도 하지만 환자는 증상이 전형적인 루이바디치매에 알츠하이머치매가 겹쳐 있는 병이었습니다. 신경이완제와 같은 정신병약이 증세를 악화시키기 때문에 돌보기가 정말 힘듭니다. 인지기능개선제도 해마와 신피질에 선택적으로 작용하는 약이 도움이 됩니다.

한의학적 치료를 겸하기를 원했습니다. 뇌세포재활치료 한약에다 기를 보하는 약을 보강하였습니다. 의식이 나빠지는 것과, 망상이나 환각이 나타나는 것과, 불면이 생기는 이유와 파국증상이 나타나는 것은 자율신경실조증으로 기기 떨어지고 혈압이 떨어지기 때문입니다. 환자는 평소 열이 많은 사람이었습니다. 지금은 몸이 열하기도 하지만 냉하기도 합니다. 한열착잡寒熱錯雜입니다. 환자는 긴장을 많이 해야 하는 직장생활을 오래 했습니다. 긴장이 오래되면 몸이 차지게 됩니다. 에너지가 모자라게 됩니다. 좁은 도로를 지나가는 자동차의 힘이 떨어지면 즉 속도가 떨어지면 겨우 통하던 길이 막히게 됩니다. 각종 파국증상이 생기게 됩니다. 정신이 나가고, 의식이 떨어지거나, 자율신경실조증이 생기거나, 망상, 환각, 집으로 증후군, 막무가내가 되는 파국증상, 불면은 모두 기가 떨어지면서 생기는 넓은 의미의 파국증상입니다.

한약을 드시고 결과는 많이 좋아졌습니다. 파국증상이 일어나는 빈도가 줄었습니다. 부인이 돌보는 것이 조금 편해졌습니다. 그렇지만 치료 효과에 만족하기는 쉽지 않습니다. 더 좋아지기를 원하기 때문입니다. 계속 반복해서 강조하지만, 치매는 워낙 머리가 나빠진 상태이고 치료의 대상이 되는 뇌세포가 많이 사라졌습니다. 남아 있는 뇌세포도 워낙 약해져 있기에 활력을 회복시켜도 약한 뇌세포입니다. 계속 치료를 받아야 지금의 상태를 겨우 유지하고 진행을 늦출 수 있습니다.

치매가 되기 전에 치료를 시작하지 못한 것이 안타깝습니다. 이런 이유로 "치매다!" "치매가 아니다!"라는 정확한 진단은 중요하지 않습니다. 치매는 빙산의 일각처럼 겉으로 드러나는 증상이 중요한 것이 아니고, 수면 밑에 숨어 있는 뇌의 변화를 아는 것이 중요합니다. 그리고 뇌세포재활치료라는 개념과 효과를 인정하면 치매의 모든 패러다임이 바뀌게 됩니다.

"목사님께서 매일 아침 원장님 가족을 위해 기도합니다"

뇌 수두증과 치매 증상

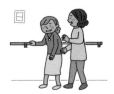

남편과 따님의 부축을 받으며 80대 초반의 노부인이 겨우겨우 걸어서 오셨습니다. 유명 대학병원에서 뇌 수두증으로 진단받고 오셨습니다. 한 달 뒤 다시 검사해서 줄어들지 않으면 수술받기로 했답니다. 그전에 한약을 한번 써드리고 싶다고 따님이 말했습니다.

뇌 수두증은 머릿속의 뇌실이라는 곳이 커진 병입니다. 뇌실은 뇌척수액을 만드는 곳입니다. 뇌척수액은 머릿속에서 도관이라는 길을 통해 뇌 바깥으로 흘러나와 뇌와 척수를 보호합니다. 이렇게 흘러나오는 길이 막히면 뇌실이 커집니다. 간혹 너무 많이 뇌척수액을 만들어도 커질 수 있습니다.

뇌실이 커지면 뇌가 압박을 받게 되면서 뇌가 힘들게 됩니다. 뇌가 힘들어지면서 지면에서 발을 떼는 것도 걷는 것도 힘들게 되고 소변을 참기도 힘들어집니다. 때로는 뇌압이 오르게 되면서 머리가 아프고 온몸이 아프고 정신이 혼미해지고 심하면 토하기도 합니다. 커진 뇌실을 줄어들게 해야 합니다. 수술로 완치될 수 있습니다. 때로는 수술이 도움이 안 될 때도 있습니다. 수술이 필요한지는 병원에서 확인하고 나서 수술을 결정합니다.

몸을 가누지 못해 바로 침대 위에 누었습니다. 지린내가 많이 나고 입에는 거품이 고여 있고 인사불성이었습니다. 대화는 불가능했습니다. 혈압 체온 등 기본적 진단만 하고 보호자의 이야기를 참고로 한의학적인 치료를 하기로 했습니다.

뇌 수두증이 생기는 원인은 뇌척수액이 흘러나오는 길인 교통로가 막히는 경우입니다. 교통로를 압박하는 작은 혹이나 부종이나 염증 그리고 작은 피떡 등이 생겼을 수 있습니다. 뇌척수액이 많이 만들어질 수 있습니다. 뇌실막의 염증이나 알레르기도 있습니다. 이런 원인이 복합적으로 작용하여 빠져나갈 수 있는 양보다 많이 만들어지면 뇌실이 커집니다.

부인은 개척교회 사모님으로, 중국에서 선교 활동을 하시며 열심히 살아오셨습니다. 보통 힘든 일이 아니었을 것입니다. 기쁜 마음으로 해온 생활이시겠지만 그 속에 긴장과 집중이 많이 필요했을 것으로 추측되었습니다. 긴장과 집중이 계속되면 몸에 부종, 염증, 알레르기 반응과 때로는 한의학에서 말하는 징가癥瘕(적취 징, 덩어리 징, 뱃병 가, 덩어리 가)와 같은 스트레스로 인한 덩어리가 생길 수 있습니다.

몸이 허약하면 긴장과 집중이 스트레스가 됩니다. 스트레스를 이길 힘이 약해지고 병이 악화됩니다. 몸을 보해야 스트레스를 이길 수 있습니다. 여기에 뇌 수두증이 생기게 된 중간 원인을 치료할 필요가 있었습니다. 이런 관점으로 치료해 드렸습니다.

한 달 동안 한약을 드시면서 증상들이 사라졌습니다. 수술을 받기 전에 다시 한 검사에서 뇌 수두증이 좋아져 수술을 받지 않아도 된다는 진단을 받았습니다. 정말 좋은 결과였습니다. 한 달 더 약을 드시고 치료를 끝냈습니다.

일 년쯤 지난 어느 날 다시 오셨습니다. 재발했기 때문입니다. 먼저 치료가 완전하지 못했던 것 같았습니다. 다시 6개월간 치료했습니다. 지금은 5년이 지나가지만, 재발하지 않고 좋은 상태를 유지하고 계신다고 합니다. 전화로 안부를 여쭈면 항상 저희를 위해 기도 하신다고 합니다. 기도 덕에 저도 제 생활을 잘하고 있는 것 같습니다. 감사한 마음입니다.

건강백세 똘똘백세 하시길 기도합니다.

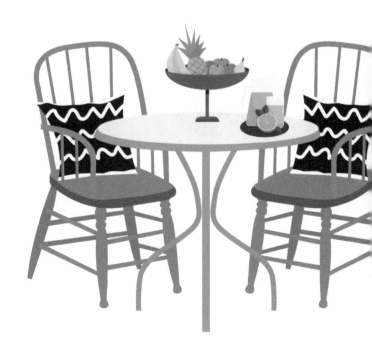

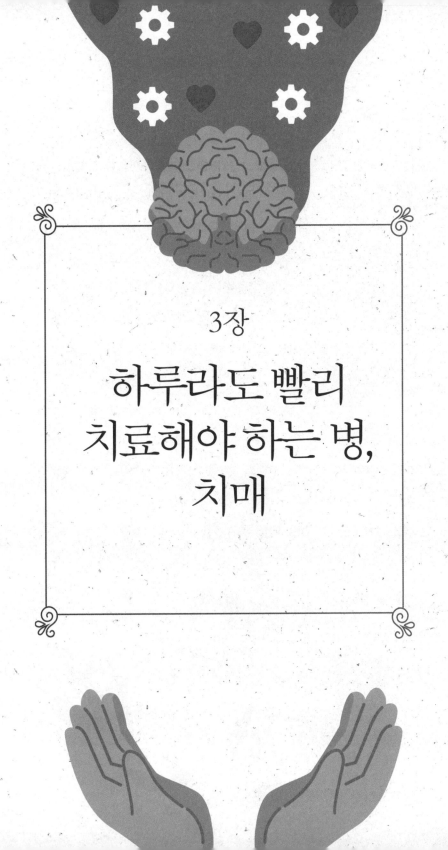

3장

하루라도 빨리
치료해야 하는 병,
치매

'뚝배기 맛이 변할까 배달은 할 수 없다'는 전통 순댓국 철학자

하루라도 빨리 치료해야 하는 병, 치매

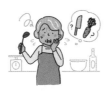

"신기하게도 많이 좋아졌어요!"

처음 만난 날, 좋아질 수 있다는 내 말에 눈물을 글썽거리던 부인의 얼굴이 떠올랐습니다. 코로나19로 모두가 아픈 이때 오십 대 중반인 부인은 코로나로도 힘들지만, 남편의 치매 증상이 점점 악화하고 있어 누구보다도 힘들어 보였습니다. 이번 달이 프로그램 6개월 마지막인데 이달 진료에는 못 온다는 전화였습니다. 지난달에 오셔서 긴 시간 이야기를 나눴기도 했지만 설 명절 지나고 얼마 안 되어 식당에 집중해야 한다는 것이었습니다. 더구나 순대를 만드는 날이라 올 수가 없다고 했습니다. 전통 순대 국밥집을 운영하는 젊은 부부의 이야기입니다.

치매 진단에 놀란 부인이 남편의 치매 치료를 위해 모 대학병원에 같이 다녔습니다. 병이 악화되자 치료하지 않겠다는 남편을 설득시켜 함께 왔습니다. "좋아지기만 한다면 뭐가 문제겠어요?" 예약 전화에 부인이 했던 말입니다. 아낌없는 가족 사랑입니다. 남편은 말이 없고 표정도 어둡고 풀이 죽어 있었습니다. 치매 초기에 우울증까지 겹쳐 있었습니다. 보건소에서 진단받은 후 1년 이상 치매 치료를 받다가 유명 대학병원으로 바꿔 치료 중이었지만 점점 심해졌다고 했습니다. 이겨낼 수 있다고 치료만 잘하면 호전되고 더 건강해질 수 있다고 용기를 드리자 부인이 울기 시작했습니다. 그렇게 시작했던 치료가 엊그제 같은데 밝은 목소리로 좋아졌다 하니 더없이 기쁘고 감사한 날입니다.

나이 들어 생기는 우울증은 치매와 구별이 어렵습니다. 노인성 우울증은 치매의 전구증상 또는 경도인지장애의 한 유형일 수 있습니다. 노인성 우울증은 얼마 지나지 않아 치매가 되는 경우가 많아 치매와 우울증이 같이 있을 수 있습니다. 이런 이유로 "치매이다!" "노인성 우울증이다!" 하는 진단적 구별이 별로 중요하지 않습니다. 이분이 그랬습니다. 뇌세포재활치료는 우울증에도 큰 효과가 있습니다. 자신을 갖고 처방했으며 하루에 30분 이상 햇볕이 따뜻할 때 해를 바라보며 걸으라고 생활 처방을 했습니다. 낮에 햇볕을 쬐는 것이 우울증에도 치매에도 생체주기에도 도움을 주기 때문입니다.

효과는 한 달도 안 되어 나타나기 시작했습니다. 치매를 치료하기 위해 뇌세포재활치료를 했더니 기억력도 좋아지고 우울증도 좋아졌습니다. 음식값 계산도 잘했습니다. 6개월 동안 서너 번 진료받으러 왔습니다. 이제 밝고 힘차게 식낭의 일을 예전처럼 노낱아 한다고 합니다. 처음과 달리 진료하러 오면 빙그레 웃으십니다. 사회로 돌려보낸 가슴 벅찬 마음에 혼자 큰 박수를 보냅니다. 포기하려 했던 토종 순대국밥 사장님의 뚝심 있는 철학에 큰 박수를 보냅니다. 배달도 되냐고 여쭤봤더니 안된다고 했습니다.

"뚝배기 맛이 변할까 배달은 할 수 없다!"라는 철학에 존경을 표합니다.

노인성 우울증은 전두치매가 되기 쉽습니다. 초기치매를 우울증으로 치료받다가 갑자기 중기 치매로 진행된 치매도 있습니다. 초기 치매 단계일 때 우울증으로 받아들이기 때문입니다. 우울증은 한의학적 관점으로는 기허증 입니다. 에너지를 만드는 능력이 떨어진 것입니다. 기를 보하는 보기제가 우울증 치료에 탁월한 효과를 보이기도 합니다.

우울증 증세를 보이면 하루라도 빨리 치료하는 것이 좋습니다.

오른팔로 산다는 거

스트레스는 만병의 근원입니다

큰일을 하는 사람 옆에는 자신의 모든 것을 걸고 돕는 사람이 있습니다. 50대 초반 남성으로 모시는 분과 삶의 전부를 함께 하고 있습니다. 상상하기 어려울 정도로 많은 일을 혼자서 처리하는데요, 자신이 아픈 것도 뒤로 하고 일 우선으로 살고 있습니다. 가치 있는 일을 하지만 스트레스가 많습니다. 딱한 일입니다.

뚜렷한 병명 없이 아픈 데가 많으며 기억력이 많이 떨어졌다고 합니다. 낮에는 긴장하고 하는 일에 쫓기다 보면 시간 가는 줄 모르지만, 밤에는 머리가 무겁고 잠이 오지 않으며 가슴이 답답하거나 여기저기 아프고 불편한 곳이 많아진다고 합니다. 오른팔로 산다는 것은 쉬운 일이 아닌 것 같았습니다.

사고로 죽다 살아난 일이 있었다고 합니다. 그 이후로 걸핏하면 머리가 무겁고 안개 낀 듯 맑지 못하고 가슴이 뛰고 혈압이 높아지고 다리에 쥐가 잘 납니다. 머릿속 깊은 곳 백질에 혈액순환이 안 되어 생기는 변화가 MRI 영상에 나타나고 있었는데요. 이 자체가 심각한 정도는 아니지만 다른 혈관들의 순환도 나빠졌을 수 있음을 암시합니다. 더 진행하면 피질하혈관치매나 다발성뇌경색치매가 되기 쉽습니다. 다행히 고지혈증과 당뇨는 없었습니다. 건강이 좋지 않게 된 이유가 스트레스로 생각되었습니다. 생활을 바꿔야 하는 시점이 된 거지요.

스트레스는 만병의 근원입니다. 만병의 근원이 되는 이유를 생각해 보겠습니다. 먼저 스트레스가 생기면 스트레스를 이기기 위해 많은 에너지가 필요하게 됩니다. 부신에서 스테로이드를 많이 분비하여 세포의 에너지 생산을 자극합니다. 더 진행하면서 스테로이드가 부족해지면 노르에피네프린이 많이 분비됩니다. 노르에피네프린이 많아지면 심장도 뛰고 얼굴이 상기되고 눈에 핏발도 생기고 화도 잘 내고 불면도 생깁니다. 더 진행되어 스테로이드와 카테콜아민이 부족해지면 몸이 만신창이가 됩니다. 골병들었다고 합니다. 혈압과 맥박과 체온 그리고 호흡이 안정되지 못하고 점점 떨어지면서 결국 쇼크 상태가 되거나 만성피로로 돌연사를 할 수도 있습니다.

스트레스로 인해 노르에피네프린이 많아지면 뇌의 동맥이 수축하면서 혈압이 올라가지만 작은 동맥은 막히게 됩니다. 작은 동맥의 순환장애는 주로 뇌의 깊은 곳 백질에 상처를 남깁니다. 스트레스가 있으면 뇌세포는 에너지를 많이 사용하게 되고 활성산소를 많이 만들게 됩니다. 뇌세포 밖에는 베타아밀로이드가 많이 발생하고 뇌세포 안에는 찌꺼기가 많아지면서 뇌가 나빠집니다.

이외에도 장 건강의 악화 면역기능의 저하 등 스트레스가 건강과 뇌에 나쁜 영향을 끼치는 이유는 수없이 많습니다. 본인은 뇌가 나빠지고 있는 것을 알지 못했습니다. 사고의 충격과 과로로 신체적 건강이 나빠진 것으로 생각하고 있었습니다. 생활방식을 바꾸는 것이 최선의 치료이지만 지금의 생활을 바꿀 수는 없었습니다. 차선의 선택은 약을 쓰는 것입니다. 급한 불을 끌 수 있기 때문입니다. 치료를 하자 증상이 많이 호전되었습니다. 자신의 뇌 건강이 좋지 않다는 것을 알게 해주는 계기가 되었습니다. 그러나 약보다는 환경을 바꾸는 것이 근본적인 치료입니다. 주어진 환경을 바꿀 수는 없었지만, 그 속에서 가능한 길을 찾기로 했습니다. 별거 아닌 것 같은 잠깐의 외출도 기분전환에 큰 도움이 됩니다. 자신을 위한 시간이 필요함을 알게 된 것만 해도 크나큰 수확입니다.

뜻을 세워 함께 한다는 멋진 일에 건강이 잘 받쳐주길 바라는 마음입니다. 스트레스는 만병의 근원입니다.

리셋하고 새길 갑니다

심한 스트레스는 뇌를 약하게 만듭니다

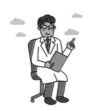

살다 보면 예기치 않은 일들이 생깁니다. 긴 시간 억울한 소송으로 건강을 잃었던 분의 이야기입니다. 다행히 지금은 바로잡고 위기에서 벗어났지만 한참을 '화병'으로 인해 온몸이 고장 났었던 60대 초반의 여성 사업가입니다. 두 개의 회사를 운영하면서 스트레스를 많이 받으며 살았습니다. 열심히 산 덕분으로 50대에 기회가 왔습니다. 본인 가족의 재산은 물론 많은 빚까지 얻고 그간의 인적 자산까지 모든 것을 투자하였답니다. 투자가 성공적으로 진행되어 작품이 되었고 투자금을 회수해야 할 시점에 동업자가 터무니없는 소송을 걸어왔다 합니다. 5년 이상 마음의 감옥에서 살았으며 잘못이 없다는 판결을 받았을 때는 건강도 잃었고 빚은 눈덩이처럼 커져 있었다고 했습니다.

처음에는 편두통이 심하여 응급실로 실려 가는 일도 있었습니다. 발작에 가까운 재채기와 온 머리가 깨지는 것 같은 표현할 수 없는 고통으로 길에서 데굴데굴 굴러 대학병원으로 실려 갔다고 합니다. 일주일 입원하여 종합 검사를 포함해 여러 가지 검사를 했지만 아무 이상이 없었다고 했습니다. 긴장성 두통과 편두통에 대한 처방을 받았지만, 약이 독하고 먹으면 몸이 더 불편해지고 위장도 약하여 약은 먹지 않았다고 합니다. 그 뒤로 오후 6시만 되면 머리가 석회석처럼 하얗게 되어버린답니다. 고개를 돌릴 수도 없고 작은 일에도 집중할 수 없게 되어 한동안 아무 일도 할 수 없었답니다. 본인 표현으로는 죽게 아파도 병원에선 신경이 예민한 것 말고는 아무 이상이 없다 하니 할 수 없이 일주일에 한 번 온몸을 문지르는 경락마사지라도 기댈 수밖에 없었다고 했습니다. 어떻게 살아왔는지 모르겠다고 호소했습니다.

이 여성의 딱한 이야기를 귀 기울여 들었습니다. 듣기만 해도 마음의 병이 컸기에 경청하였습니다. 소송이 엎치락뒤치락하면서 1년 반이 흐르고 여러 번의 말로 표현할 수 없는 억울함으로 화병까지 생겼다 했습니다. 에어컨을 18도에 맞추고 밤새 틀어도 더워서 잠을 이룰 수 없고, 입안은 헐고, 튼튼하던 치아는 부스러지고, 배는 남산만 하게 부풀어 오르고, 대소변도 잘 나오지 않는 딱한 상황이었습니다. 온몸에 좁쌀처럼 작고 참을 수 없을 만큼 가려운 붉은 반점이 여기저기 올라왔습니다. 공포 그 자체였다고 합니다.

　스트레스로 몸이 망가지는 과정을 다 담고 있습니다. 긴장은 교감신경을 과흥분시켜 노르에피네프린을 많이 분비합니다. 이런 일이 심하게 반복되면 뇌혈관도 심하게 수축하여 혈액순환이 안 되고 혈액이 부족해집니다. 혈액순환 부족으로 인한 증상이 생깁니다. 교감신경의 기능이 극에 달하면 부교감신경의 기능이 강해지게 됩니다. 교감신경과흥분이 극에 이르러 지치면 부교감신경이 과흥분하게 되면서 제치기가 생기고 뇌혈관이 확장됩니다. 뇌혈관이 확장되면서 심한 두통이 생기게 된 것입니다. 자고 나면 긴장이 좀 풀리지만 오후로 갈수록 긴장이 누적되면서 혈액순환이 나빠지고 오후 6시만 되면 머리가 석회석처럼 하얗게 된 것입니다. 이후 더 큰 스트레스로 교감신경과흥분이 지속하면서 염증 전구물질이 많이 분비되고 부신에서 카테콜아민이 많이 분비됩니다. 이런 물질이 발열 물질로 작용하여 화병이 생기고 염증을 일으켜 입이 헐고 치아가 부서지게 됩니다. 교감신경과흥분으로 창자와 소변 줄이 움직이지 않아 가스 차고 대소변이 힘들어진 것입니다. 교감신경이 과하게 흥분하여 후천성면역이 약해지면서 대상포진과 비슷한 바이러스성 발진이 생기게 된 것입니다. 좀 더 진행되면 부신실조증이 악화하면서 과로사를 할 수도 있습니다.

다행히 억울함을 벗어나면서 이런 일이 생기지는 않았지만 뇌는 많이 손상되었고 약해졌습니다. 혈액 순환장애, 장 기능의 약화, 뇌의 부종, 염증 물질의 증가, 활성산소의 증가, 뇌세포 내외의 찌꺼기 증가, 화병, 이상 감각이 생긴 것이 뇌가 나빠졌고 뇌가 나빠질 수 있는 변화입니다. 한의학적으로 정리하면 기체氣滯에서 습濕으로 담痰으로 열熱로 풍風으로 변화된 것입니다. 스트레스가 누적되면서 일으키는 신체의 변화입니다. 심한 스트레스로 뇌가 많이 나빠졌고 약해졌습니다. 앞으로 뇌는 빨리 나빠질 가능성이 큽니다. 뇌세포재활치료가 절실한 상황이었습니다. 다행히 환자는 치료를 열심히 받고 더 건강한 삶을 살아가고 있습니다.

가장 불쌍한 병이 스트레스입니다.

하는 일이 많아서

과로와 뇌 건강

"핸드폰 또 두고 왔나 봐!" 잠시도 핸드폰을 손에서 놓지 않고 사는 회사대표의 이야기입니다. 50대 중반의 대표는 이것저것 하는 일이 많습니다. 대표의 많은 업무는 SNS 세계에서 이루어집니다. 핸드폰이 직장이고 생명줄이라고 해도 과언이 아닙니다. 이렇게 중요한 핸드폰을 방금 사용하고도 어디에다 두었는지 모르는 경우가 많습니다. 집이나 직장에 놓고 나와 다른 장소에 도착했을 때는 정말 난감해진다고 합니다.

대표는 치매가 걱정되어 검사를 받았습니다. 다행히 아무런 문제가 없고 업무 과다로 생길 수 있는 단순 건망증이라는 이야기를 들었다고 합니다. 하는 일이 많은 경우 많은 것을 다 기억으로 유지할 수 없습니다. 많은 기억 중 임팩트가 덜 가해진 기억은 쉽게 빠져 나갑니다. 단순 건망증이 생기는 이유이며 자연적인 현상이라고 합니다.

여기서 시각의 차이가 생깁니다. 지식의 자리에서 단순 건망증을 바라보는 것은 의학적 시각이며 근거 중심적인 사고로 이해하는 의학적 인식입니다. 이와 달리 지혜의 자리에서 바라보는 것은 한의학적 시각이며 자연현상의 이치로 이해하는 한의학적 인식입니다. 의학적 인식도 한의학적 인식도 각각 완벽한 인식은 아닙니다. 보는 자리에 따라 어떤 부분이 더 잘 보이기도 하고 안 보이기도 합니다. 의학적 인식이 정확하고 유용한 부분이 많지만, 한의학적 인식이 정확하고 유용할 때도 있습니다. 특히 근거가 나타나지 않고 있는 미병 상태일 때는 한의학적 인식이 더 유용합니다.

단순 건망증은 치매로 가고 있는 일종의 미병 상태입니다. 뇌가 건강하면 기억해야 할 사건이 많아도 사건 전부를 세세하게까지 기억할 수 있습니다. 쉽게 건망증이 생기는 것은 뇌가 약해지고 기억용량이 줄어든 것이 일차적 원인입니다. 기억용량이 줄었기 때문에 웬만한 기억은 담을 수 없고 빠져나가게 됩니다. 기억해야 할 내용이 많아서가 아닙니다. 단순 건망증은 뇌가 약해지면서 나타나는 아주 초기 증상입니다.

단순 건망증을 두려워할 필요는 없습니다. 치매까지 가려면 아직 시간도 많고 변수도 많습니다. 다시 말하면 단순 건망증이 심하다고 꼭 치매가 되는 것은 아닙니다. 단순 건망증이 생기는 나이와 앞으로의 생활 습관이 중요합니다. 그러나 없던 단순 건망증이 젊은 나이에 생겼다면 치매 예방 노력을 적극적으로 해야 합니다. 기억력의 예비능 즉 기억을 저장하는 빈 창고가 많이 줄어든 상태일 뿐만 아니라 앞으로 기억용량이 떨어지는 속도가 점점 더 빨라지기 때문입니다.

단순 건망증같이 가벼운 증상이 시작될 때도 벌써 좀비 뇌세포가 만들어지고 있습니다. 좀비 뇌세포는 기능이 사라졌고 재활도 되지 않는 뇌세포입니다. 집으로 비유하면 폐가 같은 집입니다. 우리는 좀비 뇌세포가 만들어지지 않게 예방치료를 해야 합니다. 대표에게 나타나고 있는 건망증은 경고입니다. 뇌가 힘들다고 말하고 있는 것입니다. 대표에게 생활의 여유와 뇌세포재활치료가 필요했습니다. 그러나 생활의 여유가 허락되지 않았습니다. 차선책으로 뇌세포재활치료만 받았습니다. 결과는 건망증이 사라지고 뇌가 맑아지고 피로가 덜해지는 좋은 효과를 보았습니다. 그러나 걱정입니다. 계속 생활을 바꾸지 않으면 머지않아 또 뇌가 힘들어질 수 있기 때문입니다. 대표의 일이 빨리 풀리고 여유가 생기기를 기원합니다.

세 살 버릇
여든까지 가는 이유

중요한 신경 가소성에 대하여!

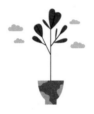

머리는 항상 바뀌고 있습니다. 오늘의 나와 어제의 나는 다릅니다. 아는 것도 기억하는 것도 다르고 성격이나 감정도 달라집니다. 뇌가 변했기 때문입니다. 뇌는 시시각각으로 변합니다. 경험이나 학습 또는 자극 등에 의해서 기능적으로도 구조적으로도 뇌는 조금씩 변합니다. 변화되는 것 즉 성형되는 것을 가소성이라 합니다. 성형외과를 plastic surgery라 하며 가소성은 영어로 plasticity입니다.

머리에는 신경 기능을 발휘하는 신경원세포와 신경원세포를 도와주는 조세포가 있습니다. 신경원세포를 뉴런이라고도 합니다. 뉴런은 일반 세포와 다르게 생겼습니다. 세포체에 뿔과 꼬리가 달린 모양을 하고 있습니다. 뿔은 전기적 자극을 받아들이는 통로인 수상돌기입니다. 꼬리는 전기적 자극을 전해주는 통로로 축삭이라 합니다. 축삭과 수상돌기 사이에는 틈이 있어 전기가 전달되지 않습니다. 이 틈새를 이어주는 구조물이 시냅스입니다. 축삭 쪽에서 신경전달물질이 분비되고 수상돌기 쪽의 수용체가 신경전달물질과 결합하여 전기적 자극이 전달됩니다. 머리가 돌아가는 것은 전기가 통하는 것입니다.

뉴런은 대부분 임신10주에서 25주 사이에 만들어집니다. 출생 후에는 뉴런이 주로 소실되고 극히 적은 수의 뉴런이 새로 만들어집니다. 그러나 후각구와 해마에서는 계속 줄기세포가 새로운 뉴런을 만듭니다. 그렇지만 나이가 많아지면서 점점 줄기세포가 줄어들고 뉴런이 많이 소실됩니다. 이로 인해 기억력이 점점 못해집니다. 최근에는 소뇌를 비롯한 뇌의 다른 영역에서도 적은 수지만 뉴런이 새로 만들어지는 것으로 추정하고 있습니다.

뉴런처럼 신경망의 시냅스도 태아 때부터 만들어지기 시작합니다. 태어날 때 하나의 뉴런에는 약 15,000개 정도의 시냅스가 있습니다. 시냅스를 사용하지 않으면 시냅스가 연결되지 않습니다. 연결되지 않는 시냅스는 사라집니다. 언어와 관련되는 시냅스는 주로 2세 이전, 감각은 6세 이전, 고위 인지기능은 15세 정도면 대부분 시냅스가 완성됩니다. 이후에는 새로운 시냅스가 어렵게 만들어집니다. 이런 이유로 조기 교육이 필요합니다. 언어나 운동 같은 인지기능은 어릴 때 만들어진 신경회로가 왕성한 활력을 보입니다. 나이 들수록 외국어가 어렵고 사투리를 고치기 어려워지는 이유입니다. 세 살 버릇이 여든까지 가는 것도 시냅스가 굳어지기 때문입니다. 그러나 많이 노력하면 조금씩 바꿀 수 있습니다. 어렵지만 불가능하지 않은 것은 가소성이 남아 있기 때문입니다. 이와 달리 기억을 저장하는 해마나 치상회는 평생 줄기세포에서 새로운 뉴런이 만들어지고 시냅스도 새로 바뀝니다. 평생 새로운 기억이 가능한 이유입니다. 나이 들어 이런 기능이 많이 떨어지면 치매가 됩니다.

신경 가소성은 새로운 뉴런이 만들어지거나, 다른 신경이 기능을 대신하기도 하지만, 주로 시냅스의 변화입니다. 기존 시냅스가 커지거나 새로운 시냅스가 연결되는 것이 주된 신경 가소성입니다. 반대로 필요 없는 시냅스가 사라지는 것도 가소성입니다. 뇌졸중으로 사지가 마비되어도 열심히 운동하고 재활치료를 하면 때로는 거의 회복하기도 합니다. 손상 부위의 기능을 대신해 다른 뇌 부위의 활성 증가로 가능해집니다. 신경 가소성도 시간이 지나면 약해집니다. 뇌졸중으로 마비가 생기면 관절이 굳기 전에 재활 치료를 빨리 시작해야 합니다.

"약을 먹는데 더 나빠졌어요!

명현 증상을 넘어서

전화가 왔습니다. 치매 예방을 위해 치료를 시작하신 지 2개월 되신 70대 중반인 노부인의 전화였습니다. 자녀들을 다 출가시키고 이혼을 하신 지 10년이 훨씬 넘었답니다. 혼자 사시다 보니 건강에 신경을 많이 쓰고 계셨습니다. 최근에 건망증이 많이 심해져 치매 예 방치료를 받게 되었습니다. 의학지식과 한의학적 지혜를 융합한 새 로운 시각으로 만들어진 뇌세포재활치료 개념의 한약 치료를 받고 있었습니다.

약을 드시는데도 오히려 기억력이 더 나빠지고 있다고 전화를 하셨습니다. 이렇게 증상이 일시적으로 나빠지는 것을 명현 증상이 라 합니다. 명현 증상은 다양하게 나타납니다. 명현 증상이 약하면 못 느낄 수 있으며 심하면 부작용처럼 느낄 수 있습니다. 잠깐 올 수도 아주 길게 올 수도 있습니다. 산에서 범이 사라지면 늑대가 왕 노릇을 하듯이 심한 증상이 사라지면 또 다른 명현 증상이 나타나기도 합니다. 늑대도 사라지면 여우가 왕 노릇을 합니다. 이렇게 명현 증상이 다양하게 계속 나타나면 여기저기 돌아다니며 온몸이 아프다고 합니다. 심하게 나타나는 경우 초등학교 4학년 때 아팠던 곳이 다시 아프다고 하는 사람도 있습니다. 명현 증상 또는 명현반응은 한의학에서 주로 쓰는 용어입니다.

　명현 증상은 평소 아프거나 약해진 증상이 치료로 인해 일시적으로 뚜렷해지는 것입니다. 기억력이 더 떨어진 것 같은 느낌이 드는 것은 뇌가 많이 나빠져 있기 때문입니다. 뇌가 약해져 있지 않으면 이런 기억력이 떨어지는 명현 증상이 나타나지 않습니다. 평소 증상이 뚜렷하지 않은 이유는 뇌의 예비능 때문입니다. 예비능은 일상생활에 필요한 것보다 더 여유롭게 갖춰진 뇌 구조나 기능을 말합니다. 예비능이 많으면 일상과 다른 큰 스트레스도 잘 이기고 소소한 것도 기억할 수 있습니다. 예비능이 줄어들면 일상생활에서는 표가 나타나지 않지만, 머리를 조금만 더 써도 부족한 증상이 나타납니다. 힘든 일을 하기 어려워지고 소소한 것은 기억에 남아 있지 않게 됩니다. 뇌세포재활치료는 도로를 보수하는 것과 비슷합니다. 교통에 방해가 됩니다. 예비능이 많은 넓은 도로는 교통에 지장을 주지 않지만 예비능이 줄어든 여유가 부족한 길을 보수하면 바로 막히게 됩니다. 기억력이 더 나빠졌다고 느껴진다는 것은 이미 뇌가 많이 나빠졌고 치매가 멀리 있지 않다는 것을 나타냅니다. 적극적인 치료가 절실한 상황입니다.

예비능이 웬만큼 떨어져도 MRI 같은 검사에 나타나지 않습니다. MRI가 정상이라고 뇌가 건강한 것은 아닙니다. 예비능이 거의 다 줄어들어야 표가 납니다. 치료받을 때 명현 증상이 뚜렷하게 나타날수록 예비능이 부족해진 경우입니다. 치매가 멀리 있지 않으므로 더 열심히 치료를 받아야 합니다. 이런 경우 제 경험을 믿고 따라준 분들은 큰 효과를 경험하게 됩니다. 이 내용을 그대로 설명해드렸습니다. 노부인도 더욱 열심히 치료받겠다고 하셨습니다.

뇌세포 재활 치료로 건강 백세, 똘똘 백세, 행복 백세 누리시길 기원해봅니다.

치매가 무엇인가?
사람들이 치매 환자를 문병한 후 "정신이 완전히 나갔더라!"라는 표현을 많이 합니다. 치매라는 dementia라는 단어도 de mens ia가 합성된 말로 de=out of, mens=mind, ia=state of 즉 state of out of mind라는 '정신이 나간 상태'를 말합니다.

치매를 일으키는 병이 많아 치매의 정의보다 치매의 진단기준을 이야기합니다. 그러나 의학적인 치매의 진단기준은 복잡합니다.

치매의 진단기준을 요약하면 후천적으로 뇌가 약해져 '기억력을 비롯한 인지기능이 병 전보다 심각하게 나빠져 일상생활의 장애가 뚜렷하게 나타나는 경우'라고 할 수 있습니다.

생명의 은인이십니다

미병을 바라보는 새로운 패러다임

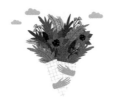

젊은 부부가 왔습니다. 부인은 남편이 대학병원에서 치매 진단을 받았고 증상이 점점 심해지고 있다고 했습니다. 하루라도 빨리 치료받기 위해 인터넷을 샅샅이 찾아봤다 합니다. 남편은 걱정이 많은지 말없이 묵묵히 앉아 제 이야기를 들었습니다. 사실 젊은 분들이 오면 더 신경이 쓰입니다. 40대에 치매라니….

젊은 사업가였습니다. 인터넷 사업을 했습니다. 진찰해 보니 치매는 아니고 치매 언저리까지 간 경도인지장애로 보였습니다. 스트레스로 인해 담이 생기고 담궐두통이 동반되어 있었습니다. 담은 염증이나 독소와 비슷하며 담궐두통은 편두통과 비슷합니다. 뇌세포 재활 치료와 담을 없애는 치료를 겸했습니다. 환자는 성실하고 열정을 가진 젊은 개인 사업가였습니다. 기억력이 떨어지고 머리가 무겁고 눈이 부시고 사업을 계속하기가 어려워 부인이 대신하고 있었습니다. 부인은 차분히 회사 대표와 보호자의 역할을 잘 해내고 있었습니다. 아주 오래전 20대 젊은 청년을 치료한 것 이후에 가장 젊은 환자였습니다.

경도인지장애가 되기 전에 주관적인지장애가 나타나기도 합니다. 기억력 저하 등의 인지기능 저하를 가볍게 생각하거나 잘 느끼지 못해 주관적인지장애를 알아채지 못할 수도 있습니다. 경도인지장애는 치료의 효과가 치매나 주관적인지장애의 경우보다 크게 나타납니다. 인지력이 좋아지는 증상 개선의 효과가 큽니다. 환자는 치료를 받고 증상이 많이 좋아졌다며 고마워했습니다.

치매보다 증상 호전이 큰 이유는 치료의 대상이 되는 뇌세포가 치매일 때보다는 많이 남아 있기 때문입니다. 치매일 때보다는 경도인지장애일 때 치료 효과가 뚜렷하게 나타납니다. 그런가 하면 주관적인지장애에 비해서도 경도인지장애일 때 치료 효과가 크게 나타납니다. 이유는 주관적인지장애일 때 뇌가 나빠진 증상이 크지 않기 때문에 호전 증상도 크게 나타나지 않습니다.

경도인지장애의 치료 효과가 커서 환자의 만족도는 크지만, 치매가 될 가능성은 주관적인지장애나 그전 단계보다는 높습니다. 재활 치료로 뇌세포가 활력을 회복하고 튼튼해지지만 그래도 정상 세포보다는 약하기 때문입니다. 이런 이유로 지속적인 치매 예방 노력과 예방치료를 정기적으로 받는 것이 좋습니다. 더 좋은 치료는 주관적인지장애나 그전에 시작하는 것이 좋습니다. 정리해서 말씀드리면 많이 좋아졌다고 느끼는 것은 뇌세포가 이미 많이 나빠진 것이라는 증거입니다.

치매는 난치병입니다. 근거 중심의학으로만 접근하면 치매 미병에 대한 근거를 제시하거나 이해하기 어렵습니다. 난치를 벗어나려면 미병을 바라보는 새로운 패러다임이 필요합니다. 인식의 저편 즉 병이 되기 전, 미병을 이해하기 위해서는 의학적 지식의 한계를 넘어서기 위해서는 한의학적인 지혜가 도움이 됩니다. 지식이 없는 지혜는 크지 않지만, 지혜가 없는 지식은 한계가 있습니다. 의학적 지식에 한의학적 지혜가 더해지면 치매라는 난치병을 치료할 수 있는 직관이 생깁니다.

환자와 보호자는 제 설명을 잘 받아들였습니다. 이야기를 차분하게 듣더니 이해했다며 열심히 치료하겠다고 했습니다. 약속대로 매달 한 번도 거르지 않고 왔습니다. 지금은 업무에 복귀하여 열심히 사업하고 있습니다. 치료도 멈추지 않고 계속 중입니다. 남은 뇌세포의 소중함을 잘 알고 지키려고 하는 노력입니다.

환자와 의사의 사이에 가장 중요한 것은 '신뢰'입니다.

"갑자기 치매에 걸렸어요."

모르고 지나치기 쉬운 치매의 초기 증상 10가지

나이 들어 기억력이 떨어지는 것은 괜찮을까요?
아닙니다! 아주 중요한 징조입니다.

나이 들어 기억력이 떨어지는 것을 당연한 것으로 받아들이는
경우가 많지만, 정도가 심하면 치매를 의심해야 합니다. 같은 말을
반복하는 경우가 많습니다. 기억나지 않아 묻고 또 묻기도 하고, 했
던 말이 기억나지 않아 한 말을 하고 또 하곤 합니다. 전화를 받고도
전화를 주지 않는다고 화를 냅니다. 분명히 당신이 했던 말이 기억이
나지 않기 때문에 그런 말을 한 적이 없다고 딱 잡아떼기도 합니다.
물건을 엉뚱한 곳에 두고 생각나지 않아 밤새도록 찾다가 도둑맞았
다고 생각합니다.

여기까지는 기억력장애 증상이고 지금부터는 기억력 이외의 치매 초기에 나타날 수 있는 증상데 대하여 이야기하겠습니다.

첫째, 시간에 대한 개념, 즉 시간 지남력이 떨어져 계절에 어울리지 않는 옷을 입는 경우가 많아집니다.

둘째, 공간 지남력도 떨어집니다. 낯선 곳이나 초행길이나 복잡한 환승역에서 길을 잃기 쉽습니다. 시 공간 능력도 떨어져 공간을 보면서 이해하는 능력이 떨어져 실족하기 쉽습니다.

셋째, 계산능력이 떨어지고 경제적 개념이 떨어져 싸다는 생각에 필요 없는 물건을 자꾸 사옵니다. 황당한 물건을 자주 사 오고, 집에 잔뜩 있는데도 똑같은 물건을 반복해서 사 오기도 합니다.

넷째, 언어능력이 떨어져 '수건'을 달라고 이름을 말하지 못하고 "그거 줘!" "저거 줘!"라는 식의 표현이 늡니다.

다섯째, 이해력, 사고력이 떨어져 잘 오해하고 서운해하기도 합니다. TV 시청은 드라마 보다는 뉴스나 자극적인 오락프로를 주로 봅니다.

여섯째, 판단력이 떨어지고, 마음의 결정력도 떨어집니다. 스스로 결정을 내리지 못합니다. 이랬다저랬다 번복하고 결론을 못 냅니다. 결정장애가 옵니다.

일곱째, 일 처리 능력이 떨어집니다. 잘 해오던 집안을 정리 정돈하지 못합니다. 설거지도 제대로 못 합니다.

여덟 번째, 편집증이나 강박증으로 양치질 목욕 빨래하기 등에 집착하기도 합니다.

아홉째, 밖에 나가지 않고 집에만 있거나, 아무것도 하지 않아 무의지증으로 우울증처럼 보일 수 있습니다.

열 번째, 충동을 참지 못해 짜증을 잘 내거나 화를 내며, 부적절한 성적 욕구를 보이기도 합니다. 사회적 눈치를 보지 못합니다.

이렇게 치매 초기 증상과 유사한 증상이 늘어나거나 증상이 심해지면 치매 진단을 받는 것이 좋습니다. 치매가 아니더라도 이런 비슷한 증상이 보일 때는 치매에 대한 예방 노력을 적극적으로 시작하시길 권합니다.

제 환자 중 올해 봄까지는 골프도 치시다 8월에 갑자기 치매 판정을 받은 70대도 있습니다. 뇌 사진을 찍었지만 돌이킬 수 없는 시간에 와있게 되었습니다. 걸음걸이도 말씀도 어려워지고 사회생활도 할 수 없게 되었습니다.

이 분은 다발성뇌경색치매로 갑자기 치매가 된 것처럼 보이지만 치매는 갑자기 오는 병이 아닙니다. 치매가 되기 전에 뇌경색이 한두 차례 있었고 기억력도 예전만 못했습니다. 나이 들면 다 그런 줄 알고 지나치신 겁니다. 전 단계의 증상이 있는 것을 간과한 것입니다.

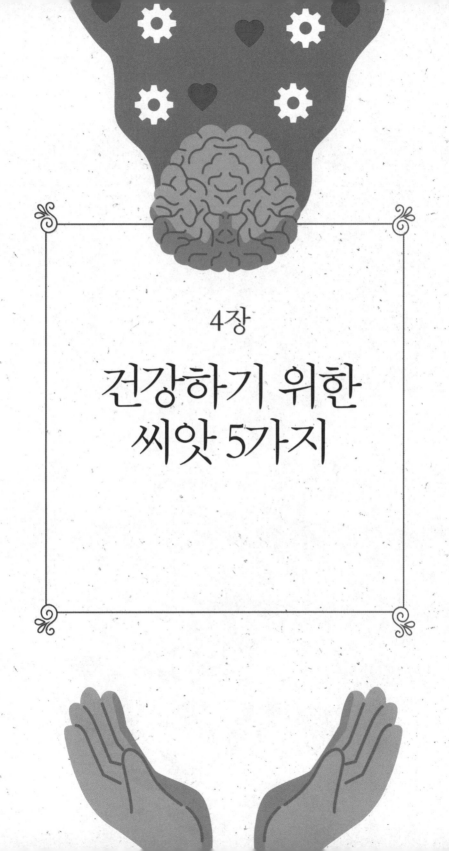

4장

건강하기 위한
씨앗 5가지

건강하기 위한 씨앗 5가지

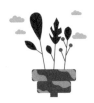

'의사가 하는 말은 잘 듣되 의사가 하는 것을 따라 하면 안 된다.' 는 이야기가 있습니다. 나라를 부흥시키기 위해 자신의 건강을 돌볼 틈도 없이 강행군해온 산업 역군들처럼 같은 시대의 의사들도 자신의 건강을 돌보지 못하는 경우가 많았습니다. 술 담배를 끊어야 한다고 말하면서 스트레스를 푼다는 핑계로 그렇게 하지 못하는 의사도 있었습니다.

저도 그런 의사 중 한 명이었습니다. 술 담배는 환갑이 되면서 끊었습니다. 부끄러웠기 때문입니다. 그러나 늦었습니다. 끊은 지 3년이 지나면서 위암 IIa 기로 진단받았습니다. 나쁜 식습관과 스트레스가 주원인으로, 술 담배도 중요한 원인이었던 것으로 추정했습니다. 저처럼 아는 것과 실행하는 것은 다릅니다. 왜 실행을 하지 못할까요? 오늘의 내가 내일의 나를 존중하지 않기 때문입니다. 내일이야 어떻게 되던 오늘 당장 좋은 것을 따르기 때문입니다. 여기에는 내일의 내가 괜찮을 것이라는 근거 없는 낙관도 깔려있었습니다. 그러나 내일의 결과는 오늘 씨 뿌린 대로 나타납니다. 한 치의 에누리도 없습니다.

내일의 건강과 치매 예방을 위해 오늘 뿌려야 하는 건강 씨앗에 대해 알아보겠습니다. 건강하기 위한 방법은 많습니다. 건강하기 위한 씨앗 5가지에 대해 말씀드리겠습니다. 건강하기 위해서 잘 먹고, 잘 배설하고, 열심히 살고, 잘 자고, 혈액이 잘 통해야 합니다. 첫 번째로 잘 먹는다는 것은 많이 먹거나 산해진미를 먹는 것이 아닙니다. 우리 몸에 필요한 음식을 필요할 때 필요한 만큼 먹는 것이 바르게 먹고 잘 먹는 것입니다. 두 번째로는 잘 배설하는 것이 중요합니다. 변비나 설사가 좋지 않다는 것은 다 아는 사실입니다. 요즘은 마이크로바이옴이 중요하다고 합니다. 대장에서 미생물이 농사를 지어 우리 몸에 부족한 성분을 보충해 줍니다. 세 번째로는 잘 사는 것이 정말 중요합니다. 육체적으로, 정신적으로, 사회적으로 열심히 살아야 합니다. 열심히 살아야 뇌 건강이 유지됩니다. 네 번째로는 잘 자야 합니다. 푹 쉬어야 합니다. 열심히 활동하여 생긴 노폐물과 활성산소를 빨리 없애주는 것이 좋습니다. 충분한 수면은 기억을 정리하고

정신을 맑게 해 주는 등 뇌를 리셋합니다. 마지막으로 혈액순환이 잘
되게 해야 합니다. 혈액순환이 막히면 협심증 심근경색으로 생명이
위독해질 수 있고 뇌경색이 생기면 중풍으로 고생하거나 혈관치매
가 될 수 있습니다. 뇌의 세동맥이나 모세혈관의 순환이 나빠지게 되
면 알츠하이머치매가 될 수 있습니다.

건강하기 위한 방법은 위에 말씀드린 대로 그리 어렵지 않습니
다. 꾸준한 실천이 어렵습니다. 습관을 바꾸는 것은 힘들지만 새로
운 습관이 들면 익숙하고 편해집니다. 습관을 쉽게 바꾸는 방법으로
자기 최면이 있습니다. 무의식에 쉽게 할 수 있다는 프로그램을 까는
것입니다. 무의식이 바뀌면 습관이 바뀌기 때문입니다.

지금 당장 자신의 생활습관을 되돌아보시길 권합니다.
이러한 건강을 위한 방법이 치매예방을 하는 방법입니다.

잘 먹는다는 것의 의미

생존과 활동과 행복의 기본은 건강입니다. 그 무엇보다도 건강이 중요합니다. 건강하기 위해 잘 먹고, 잘 배설하고, 잘 활동하고, 잘자고, 잘 통해야 합니다. 이 중 잘 먹는 것이 중요하다는 것의 의미를 잘 모르는 사람도 있습니다.

잘 먹는 것이 중요한 이유는 우리 몸은 우리가 먹은 음식물로 만들어져 있기 때문입니다. 이 점을 잊지 말아야 합니다. 건강도 질병도 음식에 의해 생기고 음식으로 고칠 수 있습니다. 이를 식약동원 食藥同源(음식과 약의 뿌리는 같다)이라 합니다. 건강을 위한 음식은 치매를 예방하는 데도 좋은 음식입니다. 제가 만든 '건강 잘 씨'의 가문을 소개하겠습니다. '건강 잘 씨'의 가문은 잘 먹고, 잘 자고, 잘 싸고,

잘 살고, 잘 통해야가 있습니다. 건강하기 위해 '잘씨'가문의 '잘 먹고!' 집을 먼저 구경하겠습니다.

'잘 먹고!'의 집을 자세히 살펴보기는 쉽지 않습니다. 이번에는 집안 전체를 한번 가볍게 둘러보겠습니다. 대문에 이런 것이 쓰여 있습니다. '필요한 음식을 필요한 만큼만 먹는다.' '십시일반 한다.' 그렇습니다. 건강하기 위해선 조금 적게 먹어야 좋습니다. 배가 고플 때가 있어야 합니다. 배가 고플 때 우리 몸에서 약해진 조직의 정화작용이 잘 일어나기 때문입니다. 예정된 세포사멸과 자식작용이 활발해져 조직이 새롭게 바뀌고 세포가 튼튼해지면서 건강해집니다. 예외도 있습니다. 결핵과 같은 소모성 질환과 암 환자는 잘 먹어야 합니다. 자식작용은 암에 도움도 되지만 암에 악영향이 될 때도 있습니다.

다음 집 대문에는 '골고루 먹는다.'라고 적혀있습니다. 골고루 먹지 않으면 부족한 영양성분이 생기기 쉽습니다. 골고루 먹어야 합니다. 대문을 지나자 삼대 영양소라는 큰 건물 3개가 있습니다. '탄수화물 단백질 지방을 50:30:20으로 먹는 것이 좋다.'라는 문구가 걸려 있습니다. 쌀보다는 잡곡에 단백질이 많습니다. 잡곡에 단백질이 많지만 대부분 15% 이하인 경우가 많아 단백질을 충분하게 먹기는 어렵습니다. 그리고 곡류에 들어 있는 식물단백질에는 필수아미노산이 부족합니다. 그러므로 육류의 보충이 필요합니다. 하루 적당량의 육류 섭취는 체중 1kg당 1g 즉 60kg이면 60g의 육류를 먹는 것이 좋습니다. 소고기 1인분을 서 너 명이 하루 동안 나누어 먹는 것이 좋습니다.

지방에는 필수지방산이 있습니다. 몸에서 만들지 못해 매일 먹어야 하는 지방입니다. 필수지방산은 세포막과 뇌를 건강하게 만들고 콜레스테롤 합성과 분해를 비롯한 중요한 작용을 합니다. 여기에는 오메가-6 지방산인 리놀레산과 오메가-3 지방산인 알파리놀렌산이 있습니다. 곡류에 오메가-6 지방산이 많이 들어 있습니다. 그러므로 사료로 키운 육류나 생선에는 오메가-6가 많습니다. 많이 드시면 오메가-6가 오메가-3보다 과도하게 많아지면서 각종 염증성 질환이 생기기 쉽습니다. 사료로 키운 육류나 생선은 피하시고 되도록 자연에서 키운 육류를 선택하시길 권합니다.

뒤뜰로 자리를 옮겨봅니다. 식이섬유, 항산화제라는 작은 건물과 매우 작고 예쁜 비타민, 무기질이라는 장난감이 보입니다. 피토케미컬이라는 창고도 보입니다. 3대 영양소 이외에도 비타민, 무기질, 식이섬유, 항산화제, 피토케미컬도 중요합니다. 이런 영양소는 채소, 나물, 과일에 많이 들어 있습니다. 지용성비타민은 육류와 생선에 풍부합니다. '잘 먹고'의 집을 가볍게 둘러보았습니다. '잘 먹고'의 집에서 본 인상 깊은 것은 산해진미를 많이 먹는 것이 아니라 필요한 것을 필요한 것보다 조금 적게 골고루 먹는 것이었습니다. 조금 적게 먹는 잡곡밥에, 색소가 풍부한 채소 나물을 충분히 곁들여, 약간의 과일, 견과류와 들깨, 그리고 육류나 생선을 조금 곁들이면 좋은 식단이 됩니다.

건강에 좋은 음식이 치매 예방에도 좋은 음식입니다. 특히 항산화제와 오메가-3를 매일 충분히 먹는 것이 좋습니다.

잘 배설해야 하는 것들

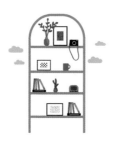

건강이 중요하지 않다는 사람이 있을까요? 건강의 중요성은 아무리 강조하여도 넘치지 않습니다. 동양적 표현으로 '재물을 잃는 것은 조금 잃은 것이고, 명예를 잃는 것은 많이 잃는 것이며, 건강을 잃는 것은 모든 것을 잃는 것이다.'라는 말이 있습니다. 스티브 잡스의 표현보다는 조금 직설적입니다.

우리는 건강을 지키기 위해 잘 먹고, 잘 싸고, 잘 활동하고, 잘 자고, 잘 통해야 한다는 '건강 잘 씨' 가문을 여행 중입니다. '잘 먹고'의 집은 가볍게 둘러봤습니다. 이번에는 '잘 싸고'의 집을 둘러보겠습니다.

배설의 중요성을 잘 모르고 사는 경우가 많습니다. 전립선으로 소변을 보기 힘들거나, 방광이 약해 요실금이 있거나, 설사나 변비로 고생하시는 분은 배설의 중요성이 얼마나 절실한지 잘 알고 있습니다. 겪어보면 잘 알게 됩니다. 하지만 정상적으로 대소변을 보는 분은 배설의 중요성을 잘 느끼지 못할 수도 있습니다.

잘 배설한다는 것은 대소변을 잘 보는 것만이 아닙니다. 숨도 잘 배설해야 하고, 필요할 때 땀도 잘 흘리고, 눈물도 콧물도 침도 나올 때 잘 나와야 합니다. 이외에도 배설은 많습니다. 나오는 모든 배설이 다 중요합니다. 이번에는 대변 배설과 관련이 있는 장 건강에 대해 알아보겠습니다. 장내에 사는 균은 유익균 15%, 15%는 유해균이며, 나머지 70%는 중립균입니다. 장내 환경에 따라 유해균이 득세하면 중립균이 유해균의 편이 되고 유익균이 득세하면 유익균의 편이 되기도 합니다. 우리 몸에는 약 10조에서 1,000조 개의 미생물이 살고 있으며 총 무게는 1kg 정도입니다. 바이러스와 박테리아가 대부분이며 바이러스의 숫자가 다섯 배 정도 많이 있습니다. 90% 이상이 대장에 살고 있습니다. 요즘은 마이크로바이옴에 대한 중요성을 강조합니다. 마이크로바이옴은 우리 몸과 우리 몸에 기생 공생하는 균이 가지는 유전체의 총합이 만드는 생태계입니다. 이 말은 장내 균이 건강하면 우리 몸에 필요한 많은 물질을 잘 만든다는 이야기입니다. 예를 들면 신경전달물질인 세로토닌은 90% 이상을 장에서 합성합니다. 면역물질도, 아미노산도, 길이가 짧은 지방산도, 비타민 B12

와 K도 만듭니다. 그리고 각종 물질대사에 필요한 효소도 어느 정도 합성하는 것으로 추측됩니다. 장이 튼튼해야 건강해집니다. 잘 배설한다는 것은 장이 건강한 것입니다.

장 건강을 위해 글루텐이 많이 들어 있는 밀, 보리 같은 곡류를 피해야 하는 경우가 많고, 우유 같은 유당이 맞지 않는 사람이 많습니다. 식이섬유도 충분히 먹어야 장이 건강해집니다. 차가운 물, 차가운 음식, 맥주가 안 맞는 사람도 많습니다. 잘 배설하기 위해서 잘 먹는 것이 중요합니다. 먹는 방법도 중요합니다. 꼭꼭 씹으면서 침을 골고루 섞는 것이 좋고, 식후에 물을 조금 마시는 것이 좋지만 많이 마시는 것은 나쁩니다. 위산이나 소화액이 부족한 사람은 식사 전후 한 두 시간은 물이나 음료를 마시지 않는 것이 좋습니다. 물리적으로 배를 따뜻하게 해주는 것도 필요합니다. 장시간 앉아서 일하면 장의 혈액순환과 장운동에 지장을 주어 장이 약해질 수도 있습니다. 서서 일하거나 자리에서 자주 일어나는 것도 좋습니다.

장은 스트레스에 예민합니다. 잘 배설하기 위해서 스트레스도 잘 배설해야 합니다. 건강하기 위해서 나가는 모든 것을 잘 배설해야 합니다. 배설이 잘 안 되면, 치매도 되기 쉽습니다.

육체적으로 '잘 살고' 집에 왔습니다

건강을 지키는 방법은 간단합니다. 웬만한 내용은 누구나 다 아는 이야기입니다. 그러나 실천은 생각보다 쉽지 않습니다. 건강을 지키는 것은 아는 것이 아니고 실천입니다. 실천하기 위해서 다시 한 번 살펴보도록 하겠습니다.

건강을 지키는 방법이 다 중요한 이야기이지만 이번에는 '잘 살고' 중의 육체적 활동의 중요성에 대해 알아보겠습니다. 열심히 활동하는 것은 열심히 사는 것입니다. 육체적 활동과 정신적 활동으로 구분되지만, 육체적 활동은 정신적 활동을 겸하고 있기에 육체적 활동이 중요합니다. 육체적 활동에는 운동, 육체적 일, 일상 활동이 있습니다. 현대인은 육체적 활동이 부족합니다. 건강백세 똑똑백세 행복

백세로 가기 위해서 육체적 활동을 효과적으로 챙겨야 합니다.

적당한 근력운동이나 심한 육체적 일은 근력을 키워줍니다. 가벼운 일이나 유산소운동은 근력을 유지해 주고 혈액순환을 원활하게 해줍니다. 일상 활동은 특히 관절을 부드럽게 유지해 줍니다. 모든 육체적 활동은 뇌를 건강하게 만듭니다. 효과적으로 육체 활동을 하기 위해서는 먼저 자동차를 버려야 합니다. 당장은 버스나 지하철을 타거나 걷는 것이 불편하고 어색할 수 있습니다. 그러나 적응하면 훨씬 편하고 따로 시간을 내어 운동하지 않아도 충분한 운동이 되고 좋습니다. 또 부지런하고 엉덩이가 가벼워야 합니다. 남에게 물심부름 같은 것을 시키기보다 스스로 하는 것이 좋습니다. 적어도 30분에 한 번씩은 자리에서 엉덩이를 떼는 것이 좋습니다. 계속 앉아서 일하면 혈액순환도 안 되고 관절에 무리가 오며 근육도 약해집니다. 아침에 30분 이상 열심히 운동하고 종일 앉아서 일하는 것보다는 차라리 서서 일하거나 자주 자리에서 일어나 움직이는 것이 훨씬 좋습니다. 그리고 1주일에 한 번 정도 등산을 하거나 집중 근력운동을 하는 것이 좋습니다. 이럴 시간적 여유가 없으면 자주 걷는 것도 좋은 방법이 됩니다.

열심히 '잘 사는' 방법 중 육체적 활동을 효과적으로 열심히 하는 방법을 알아보았습니다. 대단한 내용은 아니지만, 실천이 쉽지 않습니다. 시작하는 것이 힘듭니다. 무엇이든지 먼저 실행하는 것이 중요합니다. 저는 6년 전에 자동차를 버렸습니다. 걸어서 퇴근하고 지하철과 버스와 같은 대중교통을 이용합니다. 처음에는 무척 힘들었습니다. 평생 자동차로 움직이다 걸어서 다니려니 여간 힘들지 않았습니다. 자동차를 버린다는 것이 어렵게 생각되지만, 막상 버려보면 좀 더 일찍 버리지 않은 것을 후회하게 됩니다. 백세건강으로 가는 첫걸음은 멀리 있지 않습니다. 불편함을 조금 감수하면 됩니다. 일상생활을 조금만 바꿔도 먼 노후의 건강까지 크게 달라집니다.

여건을 만들어 출근길이나 퇴근길에 걷기 운동을 해보세요!
운동이 치매 예방에 가장 중요합니다. 운동을 못 하면 많이 걷고 움직여야 합니다.

정신적으로 '잘살고'의 집을 구경합니다

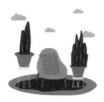

아프지 않은 사람은 '아프지 않은 것'의 소중함을 잘 모르고, 아픈 사람은 '아픈' 고통 속에 살아 '아프지 않은 것'의 소중함을 너무나도 잘 압니다. 아프지 않을 때, 아프지 않도록 준비해야 합니다. 우리는 아프지 않기 위해서, 잘 먹고, 잘 싸고, 잘 살고, 잘 자고, 잘 통해야 건강할 수 있다는, '건강 잘 씨' 가문을 여행 중입니다.

잘 살아야 합니다. 열심히 잘 살아야 건강합니다. 열심히 잘 살아야, 육체도 머리도 건강해집니다. 지난번에는 '잘 살고!'집의 일부인 '육체적으로 열심히 잘 살고!' 편을 보았습니다. 이번에는 '정신적으로 열심히 잘 살고!' 편을 구경하겠습니다.

'잘 살고!' 집 중의 하나인 '정신적으로 열심히 잘 살고!'의 집으로 들어갑니다. '심신일체'라는 체육관이 보입니다. 육체가 건강해야 정신이 건강하고 정신이 건강해야 육체도 건강합니다. 모든 육체적 움직임은 뇌가 관장합니다. 뇌가 건강해야 육체가 건강할 수 있습니다. 예를 들면 뇌졸중으로 뇌가 다치면 육체가 불편해집니다. 움직이려면 뇌가 건강해야 합니다. 원활하게 잘 움직이기 위해서는 뇌의 많은 부분이 서로 협력해야 합니다. 역으로 육체적 단련은 뇌를 튼튼하게 만듭니다. 이런 이유로 운동이나 걷기 등의 육체적 움직임이 스트레스를 줄여줍니다. 그러나 육체적 움직임만으로 뇌가 충분히 건강할 수는 없습니다. 정신적으로도 열심히 잘 살아야 하는 이유입니다.

'정신을 집중하라!'라는 현판이 보입니다. 뇌는 정신집중과 같은 긴장을 좋아합니다. 고도의 정신집중은 뇌의 근력운동과 같습니다. 뇌도 때때로 평소보다 강도 높은 근력운동이 필요합니다. 그래야 뇌의 근력이 강해집니다. '새로운 기술을 연마하라!'라는 현수막도 보입니다. 뇌는 새로운 것을 좋아하고 새로운 것을 배울 때 효과적으로 튼튼해집니다. 새로운 것을 하려면 정신이 많이 집중되어야 하기 때문입니다. 많은 정신집중은 뇌의 유산소운동입니다. 뇌의 근력운동과 유산소운동을 비교적 많이 하는 것이 좋습니다. 그리고 '기본을 충실히 다져라!'라는 현수막도 보입니다. 기본은 일상생활입니다. 일상생활을 열심히 하려면 약간의 정신집중이 필요합니다. 반대로 정신집중 없이 종일 넋을 놓고 살면 뇌가 빨리 약해집니다.

출구에 '과유불급'이라는 글씨가 보입니다. 뇌는 쓸수록 좋아지지만, 도가 지나치면 오히려 안 하는 것만 못한 것이 됩니다. 좋은 것에도 적정선이 있습니다. 너무 무리하는 것은 좋지 않습니다. 집중과 이완을 교대로 리듬을 타는 것이 좋습니다. 너무 집중만 하면 집중신경망과 이완신경망이 꼬이게 됩니다. 과유불급이 됩니다. 신경망이 꼬여 생기는 일은 '잘 쉬고!'에서 자세히 알아보겠습니다.

건강은 뇌 건강이 기본입니다. 몸의 건강은 물론 뇌를 건강하게 하기 위해서도 '잘 씨'와 잘 지내야 합니다. 그중에서도 열심히 '잘 살고'와 친해야 합니다. '육체적으로 열심히 잘 살고!'는 몸의 건강뿐만 아니라 뇌를 건강하게 합니다. '정신적으로 잘 살고!'도 뇌는 물론 몸을 건강하게 만듭니다.

몸의 건강은 뇌 건강, 뇌 건강은 몸의 건강입니다.
육체적으로도 정신적으로도 열심히 잘 살아야 합니다.
열심히 살면 치매가 예방됩니다.

다양한 사회생활이
건강한 백세 인생을 선물합니다

'잘 살고!'의 집에 '육체적으로 열심히 잘 살아야 한다,'와 '정신 적으로 열심히 잘 살아야 한다.'라는 두 건물이 있었습니다. 두 건물 이 연결된 곳에 '사회 활동을 다양하게 잘해야 한다.'라는 또 다른 건 물이 보입니다. 사회 활동은 정신 활동과 육체 활동을 함께 하는 것 입니다. 사회 활동은 가정 밖에서보다 가정 내에서 더 많이 일어납니 다. 부부관계가 사회생활의 기본입니다. 사회 활동은 삶입니다. 열 심히 사회 활동을 하는 것은 열심히 잘 사는 것입니다.

인간은 사회적 동물입니다. 상대의 생각, 감정, 사랑 그리고 정 보를 주고받으며 살아왔지요. 이런 사회성이 인간의 뇌를 발달시켰 습니다. 특히 어릴 때의 사회생활과 교육이 뇌의 발달에 큰 영향을 미칩니다. 요즘 아이들은 교육을 많이 받아도 사회생활이 부족합니다. 뇌 발달에 긍정적이지 못합니다. 그리고 가정이 사회의 기본입니다. 관심과 배려와 사랑이 있는 가정이 좋은 사회의 출발입니다. 늑대 사회에서 자란 소년의 머리는 늑대와 똑같습니다. 어릴 때의 사회생활은 뇌 발달에 큰 영향을 줍니다. 그리고 머리가 발달하고 난 다음의 사회 활동은 뇌의 퇴화를 예방합니다. 사회 활동은 뇌의 많은 부분을 효과적으로 자극하여 뇌의 노화를 막습니다. 뇌 건강이 건강의 기본입니다.

사회 활동은 다양하게 뇌를 자극합니다. 사회성이 중요한 운동도 있습니다. 팀워크가 필요한 축구 같은 게임은 사회성을 많이 필요로 하는 운동입니다. 혼자서 근력 운동을 하는 것보다 소통이 필요한 축구를 하는 것이 뇌 건강에 더 좋습니다. 만나면 편한 친구도 있고 불편한 친구도 있지요. 편한 친구만 만나기보다 불편한 친구도 가끔 만나는 것이 뇌 건강에 좋습니다. 사회 활동에서 '갑'보다는 '을'의 입장이 뇌를 더 효과적으로 발달시킵니다. 부부간에도 상대를 많이 배려하는 사람의 뇌가 건강합니다. 어떻게 보면 인생은 공평한 것이지요.

알츠하이머치매는 대개 기억력이 먼저 떨어지지만 남의 기분과 감정 그리고 뜻을 헤아리는 뇌부터 약해지는 경우가 있습니다. 쐐기전엽이라는 곳이 먼저 약해지는 경우입니다. 쐐기전엽이 약해지면 사회성이 먼저 떨어집니다. 사회성이 떨어지는 치매는 나쁜 치매가 되기 쉽습니다. 사회성의 시작은 가족입니다. 친구가 먼저가 아닙니다. 바깥으로 나가는 것만이 사회 활동은 아닙니다. 가족으로서 자신의 본분을 다하는 것, 가족의 마음을 헤아리고 가족을 배려하는 것이 사회 활동의 가장 중요한 부분입니다.

건강하기 위해 '잘 살고!' 집의 '열심히 사회 활동을 잘해야 한다.'라는 곳을 둘러보았습니다. 인간은 혼자서 살 수 없습니다. 혼자서 살면 뇌가 빨리 나빠집니다. 같이 살아도 소통을 하지 않고 사는 것은 혼자 사는 것과 같습니다. 진정한 사회 활동은 상대를 배려하는 마음에서 시작됩니다. 상대를 헤아리는 마음과 행동은 뇌를 건강하게 만듭니다. 건강도 행복도 뇌가 건강해야 가능해집니다. 배려하는 마음으로 사회 활동을 잘하는 것이 뇌 건강으로 가는 길입니다. 백세시대입니다. 다양한 사회생활로 건강백세, 똘똘백세, 행복백세 누리시길 기원합니다.

사회생활은 남을 배려하는 것입니다. 다양한 사회생활과 소통은 치매를 예방 좋은 방법입니다.

낮이 있으면 밤이 있고
밤이 지나면 낮이 옵니다

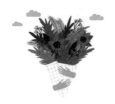

건강하기 위해 '잘 자야!' 합니다. 건강 이야기를 계속하고 있습니다. 건강 이야기가 잔소리로 들릴 수 있습니다. 그러나 건강은 '전부'이기에 또 다른 잔소리를 만들어 봅니다. 잔소리는 듣기 싫은 소리지만 알게 모르게 조금씩 사람을 바꿉니다. 제 잔소리도 이런 긍정적인 잔소리가 되었으면 합니다.

건강을 위해 '잘 먹고!' '잘 자고!' 등의 '잘씨'는 의미가 넓습니다. 그래도 우리는 그때그때 마다 '잘씨'가 무엇을 의미하는지 잘 압니다. 그래도 잔소리를 들어보면 좀 더 '잘씨'를 잘 알 수 있습니다. 이런 이유로 '건강 잘 씨' 가문을 탐방하고 있습니다. 지금까지는 '잘 먹고!', '잘 싸고!', '잘 살고!'의 집을 구경했습니다. 이번에는 '잘 자고!'의 집으로 가 보겠습니다. '잘 자고!'의 집에 '잘 쉬고!'의 집이 붙어 있습니다. 이번에는 '잘 자고!'의 집을 둘러보고 다음에 '잘 쉬고!'의 집을 둘러보겠습니다.

낮이 있으면 밤이 있고 밤이 지나면 낮이 옵니다. 사람은 낮에는 활동하고 밤에는 잡니다. 낮은 양이고 밤은 음입니다. 밤낮이 교대로 조화를 이루듯이 음양은 조화를 이루어야 합니다. 그런데 낮에 자고 밤에 일하거나 늦게 자고 늦게 일어나거나 잠을 못 자면 음양의 조화가 깨지고 건강을 잃게 됩니다. 잠에도 음양이 있습니다, 깊은 잠은 음이고 얕은 잠 양입니다. 즉 렘수면(REM Rapid Eye Movement)은 양입니다. 자는 동안에도 깊은 잠 얕은 잠으로 왔다 갔다 합니다.

한 번 깊은 수면으로 갔다가 반쯤 깬 상태인 렘수면으로 얕아지는 것을 수면의 주기라 하며 90분 정도가 됩니다. 하룻밤에 7시간을 잔다면 수면 주기는 5번 정도 반복됩니다. 수면 주기가 반복될수록 수면의 주기가 짧아집니다. 그리고 수면의 깊이가 얕아지고 렘수면이 길어집니다. 이런 이유로 오래 자면 잠의 효율은 떨어지고 7시간이면 충분한 수면이 됩니다. 정말 잠잘 시간이 없는 경우라도 수면 주기 1회라도 지나가도록 자는 것이 좋습니다. 1시간 반은 자야 합니다.

언제 자는가도 중요합니다. 땅에서의 시간과 계절의 흐름은 하늘에서보다 1시(2시간) 또는 1달이 늦습니다. 예를 들면 입춘은 하늘의 봄이 시작하는 때입니다. 땅에서는 아직 겨울입니다. 입춘은 2월 3일경입니다. 봄은 1달이 더 지난 뒤인 경칩부터 시작됩니다. 경칩은 3월 5일경입니다. 하루의 주기는 일 년의 주기와 비슷합니다. 하늘의 자정은 밤 12시인 자시이지만 우리 인체의 자정은 이로부터 1시 즉 2시간이 더 지난 축시인 밤 2시입니다. 잠은 밤 2시 전후로 7시간을 자는 것이 좋습니다. 우리나라의 시간이 30분 빠르기에 밤 11시에서 아침 6시까지 자는 것이 가장 좋은 시간에 자는 잠입니다.

잠이 깼을 때 시간이 아깝다고 일어나 일을 하는 경우가 있습니다. 좋은 습관이 아닙니다. 잠을 자지 않아도 누워있는 것이 좋습니다. 뒤척이더라도 충분히 누워있는 것이 좋습니다, 이렇게 누워서 정신이 말똥말똥하고 잠을 못 잔 것 같지만, 반쯤은 잔 경우가 많습니다. 이렇게 알게 모르게 자기 때문에 불면이 있어도 일상생활이 가능한 것입니다. 그러나 자리에서 일어나 활동을 하면 정신 에너지는 물론 중력을 이기기 위해 근력을 사용하는 에너지 소모로 낮에 힘이 부족하게 됩니다. 뒤척이며 누워있어도 반쯤은 자는 것입니다.

잘 자야 치매가 예방됩니다.

건강해지려면 '잘 자야!' 하듯이 '잘 쉬어야!' 한다고 건조하게 말씀드리겠습니다

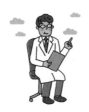

열심히 일해야 건강합니다. 충분히 쉬는 것도 건강에 매우 중요합니다. 활동하면서 소진한 에너지를 보충하기 위해 휴식이 필요합니다. 활성산소와 노폐물을 제거하고 뇌를 맑게 하기 위해서는 잠은 물론 틈틈이 쉬는 것도 중요합니다.

쉬는 것의 본질은 뇌가 쉬는 것입니다. 육체적 움직임은 뇌가 움직이기 때문에 가능합니다. 뇌를 쉬게 하는 것이 쉬는 것입니다. 육체적 휴식도 뇌를 일부 쉬게 하지만 정신적 휴식이 더해져야 진정한 휴식이 됩니다.

뇌는 깨어 있을 때 집중과 이완을 반복합니다. 내정상태신경망이라고도 하는 이완 신경망인 DMN은 깨어 있으면서 집중하지 않을 때 활발해지는 신경망입니다. 집중하지 않는 동안 집중신경망인 AN은 쉬고 DMN은 활발해집니다.

DMN(Default Mode Network), AN(Attention Network)

DMN은 집중하지 않고 쉴 때 주변을 경계하는 파수꾼 역할을 하고, 갑자기 위험한 상황이 될 때 빨리 대처하기 위해 유지하는 뇌의 예열 시스템 같은 것입니다. 주변을 느끼거나, 자신의 과거를 되돌아보거나, 자기 성찰을 하거나, 미래를 생각하거나, 남의 감정을 공감하거나, 이런저런 생각을 할 때 활발해집니다. DMN이 활발할 때는 집중하면서 생긴 엉클어진 뇌의 잡다한 신경망이 정리됩니다.

DMN은 일부 뒤쪽 머리(뒤쪽 대상회와 쐐기전엽) 와 일부 앞쪽 머리(내측전전두엽)로 구성됩니다. 앞쪽 부분은 감정 정보를 받아들이고 변연계와 연결되어 동기유발과 정서를 조절합니다. 뒤쪽 부분은 주변에 대한 정보를 받아들입니다,

AN이 계속 집중을 하지 않으면 DMN이 덜 활발해지면서 잠이 들게 됩니다. 잠으로 들면서 DMN 앞뒤의 연결이 끊어집니다. 깊은 잠으로 빠지면 DMN의 앞뒤 부분도 쉬게 되면서 에너지 소모가 확 줄어듭니다. 깊은 잠 동안 DMN의 뒤쪽 신경망이 기억을 정리하고 재편집을 합니다. 깊은 잠을 자고 나면 잡다한 신경망이 완전히 정리되면서 머리가 맑아집니다.

그러나 너무 집중하면 AN과 DMN이 꼬이면서 집중도 안 되고, 이완도 안 되고, 머리가 산만해지고, 잠도 오지 않게 됩니다. 신경망이 꼬이면 AN도 DMN도 흥분한 상태이므로 에너지 소모가 많아지고 이로 인해 머리에 열이 나고 피곤해지고 산만해지고 골치가 아프고 잠이 오지 않게 되며 겨우 잠이 들더라도 깊은 잠으로 들지 못합니다. 그래서 깊은 잠을 못 자기 때문에 피로가 풀리지 않습니다.

AN과 DMN을 꼬이지 않게 하려면 과도한 집중은 좋지 않습니다. 스트레스는 두 신경망을 꼬이게 합니다. 한 번 꼬이기 시작하면 쉽게 꼬이게 됩니다. 꼬이면 집중도 이완도 되지 않고 잡념으로 에너지가 많이 소모됩니다. 잠을 자도 DMN의 흥분이 가라앉지 않습니다. 자고 나도 피곤이 풀리지 않습니다. 뇌 피로이기 때문입니다. 뒤쪽의 에고 중추가 잡념의 온상입니다. DMN 에고 중추는 명상으로 약하게 만들 수 있습니다. 에고 중추를 약하게 하면, 잡념이 줄어들고, 두 신경망이 꼬이지 않게 됩니다. 뇌 피로가 잘 생기지 않습니다. 뇌 피로가 생기면 육체적 휴식에 앞서 정신적 휴식이 필요합니다. 정신적 휴식은 꼬인 DMN과 AN을 풀어주는 것입니다. 명상, 낚시, 단순한 반복 작업, 간단한 TV 시청 등이 도움이 됩니다.

하루에 한 번쯤 쉬면서 돌아보시기 바랍니다. 뇌피로를 풀어야 뇌가 건강하고 치매가 예방됩니다.

잘 통한다는 것

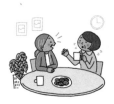

혈액이 통하지 않으면 어떻게 될까요? 통하지 않으면 죽거나 병들게 되겠지요. 혈액으로 영양분과 산소와 물을 충분히 공급받아야 합니다. 이들을 이용하여 성장하거나 에너지인 기를 만들어 생명 활동으로 사용합니다. 그리고 만들어진 이산화탄소와 노폐물을 제거하는 장소로 혈액을 운반해야 합니다. 혈액이 잘 통해야 살 수 있는 것입니다.

기가 잘 만들어지고 잘 통하는 것이 정상 생리입니다. 기는 혈액이 있어야 생기고, 혈액이 순환하려면 에너지인 기가 필요합니다. 기혈은 불가분의 관계이며 기혈이 잘 통하는 것이 정상 생리입니다. 정상 생리일 때는 아프지 않습니다. 혈액이 통하지 않으면 조직의 기가 부족하게 되고 기가 부족한 부분이 생기면 기가 막히게 됩니다. 기혈이 막히면 병이 됩니다. 기혈이 심하게 막히면 죽게 됩니다. 건강하기 위해 지금까지 '건강 잘 씨'의 가문을 탐방하고 있었습니다. 이번에는 마지막으로 '잘 통해야'의 집으로 가겠습니다.

입구에 通卽不痛 不通卽痛(통즉불통 불통즉통)이라는 현판이 보입니다. '통하면 아프지 않고, 통하지 않으면 아프다!'라는 뜻입니다. 조직으로 기혈이 통하지 않으면 즉 혈액순환이 안 되면 저리거나 아프거나 하는 이상 감각이 생깁니다. 순환장애가 한계를 넘어서면 조직은 말라 죽습니다. 괴사라고 합니다. 부족하게 통하면 에너지인 기가 적게 만들어지고 이로 인해 손발을 비롯한 몸이 차게 되고 약해집니다. 몸이 차다는 것은 에너지가 부족한 상태이므로 정상 생리가 병리 상태로 바뀐 것입니다. 몸 안의 각종 효소의 활성이 떨어지고 이로 인해 면역력이 떨어지게 됩니다. 면역력이 약해지면 암세포를 제거하는 힘이 약해지고 각종 병원체를 물리칠 능력도 약해집니다.

각종 기능 저하와 통증을 비롯한 이상 감각이 생깁니다. 심하게 통하지 않으면 조직이 죽고 사람도 죽습니다. 하지의 심부 동맥이 막혀 다리를 잘라야 하는 경우도 생길 수 있고, 심장혈전이 폐색전증의 원인이 되어 생명을 위협하기도 합니다. 심장 동맥이 막히면 협심증이나 심근경색으로 생명이 위험해집니다. 뇌의 혈관이 막히면 뇌경색을 일으키고 뇌 기능이 갑자기 나빠집니다. 운동과 감각의 장애와 같은 뇌졸중 증상으로 고생할 수도, 기억력 장애와 같은 인지기능이 갑자기 나빠지면서 혈관 치매가 되기도 합니다. 작은 동맥이 막히는 것이 늘어나거나 순환장애가 오래되면 서서히 뇌 기능이 떨어지는 피질하 혈관 치매가 될 수 있습니다. 더 작은 뇌혈관의 순환장애는 알츠하이머치매와 같은 퇴행성 치매의 원인으로 작용하기도 합니다. 이처럼 혈액 순환장애는 건강은 물론 생명을 위협하기도 합니다.

잘 통해야 하는 것은 혈액순환만이 아닙니다. 인간사도 소통이 잘되어야 합니다. 안 되면 마음이 아프고 분쟁의 원인이 됩니다. 반대로 소통이 잘 되면 서로를 이해하고 배려하면서 아픔이 사라집니다. 육체 건강을 위해 기혈이 잘 통해야 하듯이 정신 건강을 위해 사람 간의 소통도 중요합니다. 소통의 시작은 배려입니다. 치매 특히 알츠하이머 치매는 기억력 저하로 시작되지만, 남을 배려하는 마음이 먼저 사라지면서 시작하기도 합니다. 남을 배려하고 소통하는 것이 혈액순환만큼이나 건강에 중요합니다. 기혈도 마음도 잘 통해야 합니다.

백세건강은 소통에서부터 시작합니다. 잘 통하는 삶을 사시길 기원합니다.

혈액순환이 잘 되어야 치매가 예방됩니다.

치매예방은
30대부터 하는 것이 좋습니다

    건강과 치매예방을 위해 '건강 잘씨' 가문을 돌아보았습니다. '건강 잘씨' 여행도 빨리 시작할수록 좋습니다. 치매 예방은 빨리 시작할수록 좋습니다.

    '나는 치매가 되려면 아직 멀었어!'

    '나에게는 설마 그런 일이 일어나겠어?'

    '여태껏 그랬듯이 이대로는 쭉 가겠지….'

몸은 늙어도 마음은 늙지 않습니다. 오늘은 어제와 다르지 않기 때문입니다. 어제는 어제의 어제와 다르지 않습니다. 몸은 늙어 어제의 어제로 갈 수 없지만, 마음은 오늘에서 어제의 어제로 얼마든지 왔다 갔다 할 수 있습니다. 마음이 쉽게 늙지 않는 이유입니다. 치매에 가까이 온 나이가 되었어도 아직 치매 될 나이는 멀었다고 생각합니다.

우리는 현실과 동떨어진, 근거 없는, 때로는 왜곡된 낙관을 합니다. 꿈을 현실로 착각합니다. 꿈은 이루어집니다. 다만 꿈을 이루는 행동이 따를 때만 이루어집니다. 꿈만 꾸고 행동이 뒤따르지 않는 꿈은 허무맹랑한 꿈입니다. '설마 내가 치매가 되겠어?'라는 꿈은 허무맹랑한 꿈입니다. '설마'라는 말속에 꿈을 이루는 행동이 빠져 있기 때문입니다. 치매를 예방하기 위해 노력하는 사람의 마음에는 '설마'라는 단어가 들어가지 않습니다. 꿈을 꾸며 열심히 노력하면서 살기 때문입니다. 뿌리고 가꾼 대로 거두려고 하지, 뿌리지도 가꾸지도 않은 것을 설마 가질 수 있다고 생각하지 않습니다.

그리고 우리에게는 관성의 법칙이 있습니다. '여태껏 그랬듯이'라는 말에는 앞으로 일어날 현실을 모르는 무지가 숨어 있습니다. 앞으로 일어날 변화는 지금까지 살아오면서 겪었던 변화와는 질이 다릅니다. 숨이 막힐 정도로 빠른 변화가 기다리고 있습니다. 앞으로는 여태껏 변화던 것과는 전혀 다른 세상입니다. 대체로 주관적인지장애가 되면 변화가 빠르다는 것을 느끼게 됩니다. 그러나 경도인지장애가 되면 변화가 더 빨라지는데도 오히려 '멀었다' '설마' '여태껏' 같은 생각을 하게 됩니다. 생각하거나, 판단하거나, 행동하는 능력이 떨어지기 때문입니다.

변화가 점점 빨라질 수 있으므로 조그만 변화인 건망증을 무시하면 안 됩니다. 물론 건망증이 조금 나타난다는 이유로 건망증이 곧 치매라는 잘못된 생각으로 두려워할 필요는 없습니다. 앞으로의 변화는 사는 방식에 따라 무궁무진하기 때문입니다. 그러나 이대로 살면 언젠가는 치매가 될 가능성이 다른 사람에 비해 높습니다. 사는 방향을 틀어야 합니다. 치매로 가는 방향에서 똘똘백세로 가는 방향으로 틀어야 합니다. 치매 예방 노력을 해야 합니다.

중요한 예방 시기를 놓치는 경우가 허다합니다. 의사로서 안타까운 일이 아닐 수 없습니다. 반복하는 이야기지만 치매 치료와 치매 예방은 빠를수록 좋습니다. 치매일 때 치료하는 것보다는 경도인지장애일 때, 경도인지장애일 때보다는 주관적인지장애일 때, 주관적인지장애일 때보다는 건망증이 나타나기 시작할 때, 건망증이 나타날 때보다는 그전에, 가능하면 30대부터는 예방 노력을 하는 것이 좋습니다. 방향을 빨리 틀수록 치매와는 거리가 멀어지고 똘똘백세가 될 가능성이 커집니다.

뇌세포재활이라는 관점으로 보면 치매는 치료와 예방이 다르지 않습니다. 그래서 저는 '예방치료'라는 말을 쓰기 시작했습니다. 여기서 치료와 예방치료는 한의학적 뇌세포재활치료를 말합니다. 의학적 관점과는 다를 수 있는 이야기입니다. 치매 예방노력과 치매 예방치료를 빨리 시작할수록 좋습니다.

치매 예방노력도 늦었다고 생각하는 지금, 바로 지금 시작하는 것이 가장 빠른 시작입니다.

좋은 치매 예방법

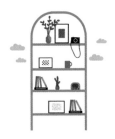

지역 도시의 은행에서 일하셨던 분입니다. 퇴직 후 줄곧 주차장 관리를 해 오셨습니다. 70대 후반으로 모아둔 것도 많지 않고 주차장에서 나오는 급료로 빠듯하게 혼자 살고 계셨습니다. 평소 몸이 약하고 돌봐줄 가족도 없어 건강관리에 신경을 많이 쓰셨습니다. 7년 전에 치료해드린 분이지만 제게 훈훈한 기억으로 남아있습니다. 그분이 생각날 땐 아직도 발이 따뜻해집니다. 고맙다는 말씀과 함께 마음을 담아 양말을 보내주셨던 분입니다.

정확한 가족관계는 알지 못합니다. 혼자 사신 지 오래되었다고 했습니다. 혼자 생활하시니 제대로 골고루 드시지 못하는 것 같았습니다. 체질도 약하고 여기저기 아픈 곳이 많았습니다. 기억력도 많이 떨어지고, 바람 소리 같은 이명도 생기고, 어지럽고, 화가 잘난다고 했습니다. 소화가 안 되어 더부룩한 날이 많고, 역류성 식도염으로 가슴이 아프고, 평소 변비가 심하거나 가끔 설사도 나오고, 손발이 차다고 하셨습니다. 전체적으로 보면 스트레스를 많이 받고 계시며, 몸도 마음도 많이 약해져 있었습니다. 연로해지시고 마음고생이 심하여 뇌와 신체가 많이 약해진 상태입니다. 몸이 워낙 약하니 약 효과가 크게 나타났습니다. 드시는 약마다 보약이 되었습니다. 무엇을 드시던 좋아질 수밖에 없었습니다. 많은 배려를 해 드렸지만 넉넉지 않은 사정에 힘들게 치료비를 마련하셨을 것을 생각하면 마음이 편하지 않았습니다. 매번 해드리는 배려에 고맙다며 이런저런 작은 선물을 보내주셔서 감사한 마음으로 받았습니다. 선물을 보내주신 것이 아직도 제 마음에 따뜻하게 남아있습니다.

노후 행복의 3대 조건은 경제적 여유, 가족과 친구가 있는 사회적 지지 그리고 건강입니다. 그분에게는 3가지가 다 없었습니다. 3가지 다 중요하지만, 존재가 먼저이므로 건강이 무엇보다도 중요합니다. 노후 건강의 3대 적은 치매, 암, 뇌졸중입니다. 셋 중에서 치매가 가장 무섭다고 합니다. 살아있지만 산 것이 아니기 때문이지요. 그분도 치매를 가장 많이 걱정하셨습니다. 이미 기억력이 많이 떨어지고, 어지럽고, 이명도 생기고, 화가 잘나고, 여기저기 아픈 것은 뇌가 약해진 것과 관련이 있습니다. 또 어지럽고, 소화가 잘 안 되고, 손발이 찬 것은 혈액순환이 잘 안 되고 있을 때 생기는 증상입니다. 이런 부분을 충분히 고려하고 약을 처방해드렸기에 효과가 더 컸을 것으로 생각됩니다.

치매를 예방하는 방법은 많습니다. 유전적 취약성이 있어도 열심히 예방 노력을 하면서 살면 발병 시기를 늦출 수 있습니다. 유전적인 결함이 없는 A급 체질로 태어나도 아무렇게나 살면 일찍 치매가 될 수 있습니다. 반면에 유전적인 결함이 많은 D급 체질로 태어나도 잘 관리하면서 살면 건강하게 살 수 있는 시간이 늘어납니다. 그러니까 같은 조건으로 태어났더라도 관리를 잘하며 사느냐 아무렇게 사느냐에 따라 달라질 수 있다는 것입니다.

치매 예방을 위해,

가장 중요한 것은 혈액순환이 잘 되게 하고,

두 번째는 뇌를 갈고닦고,

세 번째는 뇌를 충분히 쉬게 해야 하며,

네 번째는 뇌의 물리적 화학적 손상을 방지해야 합니다.

첫 번째, 혈액순환이 잘 되게 하기 위해서는 적당한 영양소를 바르게 잘 먹는 것이 중요하며 고혈당, 고지질, 고혈압을 잘 관리하여 동맥경화증과 혈전을 예방해야 합니다. 열심히 운동한다면 머리 혈액순환을 개선합니다. 순환도 잘되어야 하지만 혈액도 좋아야 합니다. 충분한 산소가 들어 있어야 합니다. 과도한 수면 무호흡은 치료를 받는 것이 좋습니다.

두 번째, 뇌를 갈고닦는 것은 뇌를 다양하게 자극하는 것입니다. 열심히 운동하고 일상의 삶을 열심히 사는 것이 좋습니다. 폭넓은 사회생활을 하는 것이 도움이 됩니다. 공부하는 것, 일기 쓰는 것, 성경 불경을 외우는 것, 다양하게 생활하는 것, 노래 부르고 춤추는 것, 다양한 취미를 갖는 것, 안 하던 방법으로 일을 하거나, 불편을 극복하거나, 적당한 스트레스를 이겨내는 것, 넋을 놓지 않고 사는 것이 좋습니다.

세 번째, 머리를 충분히 쉬게 해야 하는 이유는 머리를 많이 쓰면 불순물이나 활성산소가 많이 생깁니다. 그리고 항산화제를 충분히 먹는 것도 필요합니다. 일하는 중간중간에 짬을 내어 쉬는 것이 좋습니다. 충분한 휴식과 질 좋은 충분한 잠도 필요합니다. 잠을 통해 스트레스와 불순물이 잘 제거됩니다. 깊은 잠을 자면 뇌의 전기적 흥분과 기억이 정리되면서 뇌가 새롭게 리셋됩니다. 명상도 머리를 맑게 합니다.

네 번째, 술과 담배 일산화탄소와 같은 머리에 화학적 손상을 주는 것을 피해야 합니다. 낙상 또는 교통사고로 머리에 물리적 충격을 주는 것도 피해야 합니다. 뇌가 큰 충격을 받고 완치되어도 후유증이 남습니다. 지진으로 충격받은 집이 내구성이 약해지는 것과 같습니다. 뇌세포재활치료가 필요합니다.

우리는 입금은 되지 않고 출금만 되는 어마어마한 뇌 통장을 가지고 태어났습니다. 잘 관리하여 뇌 부자로 건강백세 하시길 바랍니다.

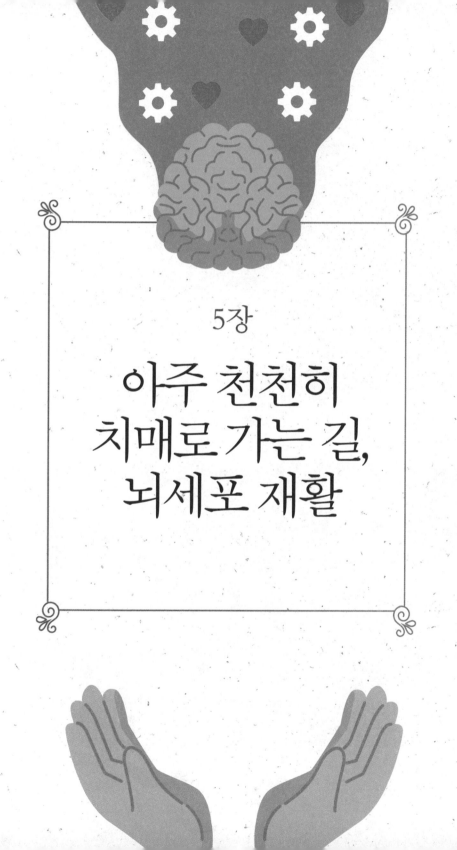

5장

아주 천천히
치매로 가는 길,
뇌세포 재활

어떻게 하면 우리의 머리를
좋아지게 할 수 있을까요?

뇌세포의 재생, 재활과 가소성

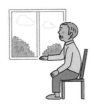

머리는 나빠지면 왜 다시 좋아지기 어려울까요? 주된 이유는 대부분의 뇌세포는 재생이 안 되기 때문입니다. 우리 몸의 대부분 세포는 일정한 시간이 지나면 새로운 세포로 바뀌게 됩니다. 위장의 점막세포는 2~3일, 적혈구는 120일, 백혈구는 10시간이면 새로운 세포로 대체됩니다. 그러나 대부분 뇌세포의 수명은 120년 정도로 추정되며 물갈이가 되지 않습니다.

입병이 나거나 입천장에 화상을 입어 껍질이 벗겨져도 며칠이 지나면 새살로 흔적도 없이 아뭅니다. 재생이 잘 되기 때문이지요. 이와 달리 대부분 뇌세포는 새로운 뇌세포로 재생이 되지 않기 때문에 머리가 나빠지면 다시 회복되기 힘들게 됩니다.

그러나 조금의 예외는 있습니다. 죽은 뇌세포를 대신할 줄기세포가 후각구(후각신경)와 해마(단기기억중추)의 일부에서 만들어집니다. 소뇌를 비롯한 다른 뇌 영역에서도 소량의 줄기세포가 존재하는 것으로 추정되고 있습니다. 그러나 뇌 손상 부위가 크면 이런 정도의 줄기세포로는 턱없이 부족합니다. 그리고 나이가 들면서 줄기세포도 약해지게 됩니다. 줄기세포의 효과가 미미하므로 뇌세포는 재생이 안 되는 것이나 마찬가지입니다.

뇌 기능을 회복시킬 수 있는 다른 방법으로 신경 가소성(사용하는 것에 따라 모양과 기능이 변하는 성질)을 이용할 수 있습니다. 뇌는 원래 가소성이 있어 부단한 노력으로 어느 정도 기능을 회복시킬 수 있습니다. 자극을 받은 뇌세포와 신경회로는 강해지게 됩니다. 그러나 가소성은 나이가 들수록 약해집니다. 사고로 뇌가 손상된 경우 시간이 지날수록 회복되는 가소성이 약해집니다. 이런 이유로 뇌졸중이 생기면 팔다리가 굳기 전에 빨리 재활 치료를 시작해야 합니다.

뇌의 기능을 회복시킬 수 있는 또 다른 방법은 뇌세포재활입니다. 신경 가소성은 자극받은 뇌세포와 신경회로가 구조적으로나 기능적으로 강해지는 것입니다. 반면에 제가 하는 뇌세포재활치료는 약해진 뇌세포의 활력을 한약 치료로 회복시키는 것입니다. 뇌세포는 나이 들면서 여러 가지 이유로 활력이 떨어집니다. 이해를 돕기 위해 가상의 수치로 표현하면 활력이 75%, 50%, 25%, 0% 등으로 다양하게 떨어져 있다고 하겠습니다. 뇌세포재활치료를 하면 뇌세포의 활력을 90%, 60%, 30%로 조금씩 회복시키는 것이 가능하다는 이야기입니다. 튼튼할수록 회복 효과가 크고, 약해진 세포일수록 회복 효과가 미미합니다. 활력이 0%로 줄어든 좀비 뇌세포는 재활이 되지 않습니다.

치매의 원인은 죽은 뇌세포와 약해진 뇌세포가 많아지기 때문입니다. 치매를 치료하려면 약해지는 뇌세포를 회복시키거나 약해지는 속도를 줄여야 합니다. 아직 이런 작용이 있는 치료 약으로 공인된 약은 개발되지 못했습니다.

뇌세포가 약해지는 이유는 수없이 많습니다. 다시 설명해보겠습니다. 뇌세포가 약해지는 것은, 집이 낡아지는 것과 비슷합니다. 베타아밀로이드나 타우단백 찌꺼기는 집 밖의 찌꺼기와 집안의 찌꺼기에 해당합니다. 이런 찌꺼기를 치우면 사는 데 도움이 되지만 집이 고쳐지거나 부서지는 것을 방지할 수는 없습니다. 헌 집은 헌 집답게 고쳐야 합니다. 기둥 하나만 바꾸거나 문틀 하나 바꿔 낀다고 헌 집이 쓸만한 집이 되는 것은 아닙니다. 여기저기를 고쳐야만 합니다. 마찬가지로 약해지는 뇌세포를 회복시키려면 뇌세포 여기저기를 치료해야 합니다. 치료의 대상이 수없이 많습니다.

이런 소소하고 수많은 대상을 치료하는 데는 지금 사용되고 있는 양약이 적당하지 않습니다. 양약은 약효가 확실하고 사용범위가 정해져 있지만, 한약은 약성이 약하고 두루두루 쓰임새가 많습니다. 이렇게 소소하고 수많은 치료대상을 치료하는 데는 한약이 적합합니다. 약성이 약한 한약이나 때로는 영양제나 음식으로도 가능할 수 있습니다. 식약동원입니다. 음식이 약이 되고 약이 음식이 되는 부분입니다. 이런 소소하고 수많은 원인을 아직은 분석적인 방법으로 과학적 근거를 설명하거나 증명하기는 어렵습니다. 앞으로 풀어야 할 과제입니다.

의학적으로 치매의 본질을 이해하였고 한의학적 지혜를 더하여 인식의 폭을 넓혔습니다. 이런 인식을 통해 소소하고 수많은 원인을 해결할 마땅한 약을 찾아보았습니다. 그러나 필요한 약이 양약에는 없어 한약의 효능을 토대로 복합적인 한약 처방을 연구하였습니다. 그랬더니 놀라울 정도로 환자가 회복되었습니다. 뇌세포가 재활 된 것입니다. 재활 된 것을 알 수 있는 것은 치료가 끝나고도 치료 효과가 계속 유지되기 때문입니다. 한약 재료를 사용한 뇌세포재활치료입니다.

나빠지지 않도록 머리를 소중히 지키는 것이 가장 중요합니다. 수많은 이유로 나빠졌다면 하루라도 빨리 치료를 해야 합니다.

살아계신 부처의 사랑 이야기

아주 천천히 치매 바다로 가는 길, 뇌세포 재활

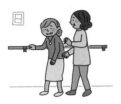

비대면 시대입니다. 요양병원에 계시는 부인과 매일 한 시간씩 저녁 예불을 보시는 남편이 계십니다. 살아계신 부처입니다. 찬불가를 함께 부르고 불경을 읽어드리며 함께 예불을 보신답니다. 화상 통화로 매일 만나 뵐 수는 없는 어려움을 헤쳐나가고 계십니다. 벌써 1년이 다 되어갑니다.

처음 오셨을 때가 2014년 여름이었습니다. 계산이 잘 안 된다고 오셨습니다. 숫자를 거꾸로 헤아리지 못합니다. 빼기는 아예 못합니다. 카드가 있으니 꼭 계산해야 하는 것은 아니라고 무슨 걱정이냐고 지금 상태로도 좋다고 용기를 드렸습니다. 웃으면서 카드를 꺼내서 흔들어 보이시는 밝은 분이셨습니다.

"아! 예쁜 사모님 오셨네요!" "하하! 나 원래 예뻐요!" 자신만만하고 유머 감각이 뛰어나신 씩씩한 분이셨습니다. 오래전에 심장판막 수술을 받으셨고 외국 여행 중 비행기 안에서 심하게 토하면서 정신을 잃으셨다고 했습니다. 그 이후 시간이 지나면서 기억력이 떨어지고 계산능력이 많이 떨어졌다고 했습니다.

6개월 치료를 마치고 많이 좋아지셨습니다. 치료 중에 중국 여행을 다녀오기도 하였습니다. 계속 치료가 필요했으나 강력하게 권하지 못해 치료가 중단되었습니다. 예상보다 많이 좋아졌기에 적극적으로 권할 수 없었습니다. 그리고 한참 지난 어느 날 몹시 나빠진 모습으로 다시 오셨습니다. 심하게 진행된 모습은 차마 뵙기가 어려울 정도였습니다. 그 사이에 중기로 진행되었던 것입니다. 망상이 심하고 갑자기 말도 되지 않는 고집을 부리는 파국 증상도 나타났습니다. 잠시도 남편과 떨어져 있지 않으려고 해 회사를 경영해야 하는 남편의 고통이 말이 아니었습니다. 출퇴근을 함께 해야 하는 상황이 오래 지속 되었습니다.

다시 치료하면서 조금씩 호전되기 시작했습니다. 하지만 그 이후 여러 가지 우여곡절이 있었습니다. 뇌 수술을 받아야 했고 폐렴으로도 고생하면서 치매가 악화하고 걷지도 못하게 되었습니다. 뇌가 위축되어 뇌실이 커지면서 수술을 권유받기도 했습니다. 완전히 말기 치매가 되어 남편도 몰라보게 되었습니다. 그래도 포기하지 않고 한약은 코로 끼운 튜브로 매일 드렸습니다. 튜브를 빼면 사레가 들어 음식을 삼킬 수 없고 흡인성 폐렴이 생겨 고생했습니다. 퇴원도 불가능했습니다. 그동안 남편의 보살핌은 정말 눈물겨웠습니다. 누구도 감당 못 할 고통을 사랑으로 감싸면서 지극정성으로 돌봤습니다. 부인도 나아서 집으로 돌아가야겠다는 의지가 강했습니다. 항상 같은 노래를 흥얼거렸는데 왜 그러냐고 물으면 빨리 집에 가고 싶어서 그런다고 하였습니다. 말도 잘못하고 누워있으면서도 제가 병문안 가면 제 이름을 부르며 좋아하셨습니다. 이러던 중 코비드19로 면회가 되지 않게 되자 두 분은 영상통화로 예불을 보면서 사랑을 확인하고 있습니다.

아직도 치료 약을 드리지만 두 분을 생각하면 마음이 아픕니다. 처음 그때 오해를 받더라도 좀 더 강력하게 치료를 권했더라면 하는 후회가 듭니다. 벌써 8년이 지나고 있습니다. 처음에는 치매 환자라는 것을 얼른 봐서는 알지 못할 정도였습니다. 재치도 넘치고 유머도 풍부하고 애교도 많으셨습니다. 초기에서 중기로 진행된 기간이 3년쯤 되는 것 같습니다. 젊은 나이에 생길수록 치매의 진행이 빠릅니다. 50대에 발병하면 대체로 1년이 지나면 중기로 진행됩니다. 진행된 기간을 따져보면 그래도 치료를 받은 효과가 컸던 것으로 추정됩니다. 이런저런 생각을 하다 보면 치료 중단의 아쉬움만 커지곤 합니다. 코로나가 오기 1년 전 병문안 갔을 때, 남편의 도움으로 휠체어에서 일어나 두 분의 걸음마 연습을 볼 수 있었습니다. 제게 마음의 답례로 힘겹게 걷던 부인의 모습이 떠오릅니다.

두 분의 사랑을 한없이 길게 해드리고 싶습니다.

새롭게 시작한 인생 2막

크게 보면 뇌세포의 재생은 불가능하지만, 재활은 가능합니다

내년이면 은퇴한다는 분이 오셨습니다. 육십 대 유명한 외국회사의 한국 사장입니다. 외모도 준수하고 유머도 많으신 분입니다. 부부의 최대 고민은 쉽게 피곤해지며 앉기만 하면 심하게 조는 것입니다. 어제오늘의 일이 아니라고 했습니다. 초등학교 다닐 때부터 졸았다고 합니다.

여러 형제 중 막내로 어릴 때 영양 상태가 좋지 않았다고 했습니다. 머리는 만 6세 이전에 성장이 끝납니다. 머리의 어떤 부분은 만 1년 안에 성장이 끝나기도 합니다. 만 12세 이전에 뇌의 성장이 끝납니다. 뇌가 발달하는 시기에 영양이 부족하면 약한 부분이 생길 수 있습니다. 사장은 머리는 좋았지만, 체력이 약했습니다. 체력이 약한 것은 뇌와 관련이 있습니다. 그동안은 선택과 집중으로 일 처리를 잘해 왔지만, 점점 회사 일이 벅차고 건망증도 심해져 은퇴를 고려하고 있었습니다.

부인은 처음 만나는 자리에서도 졸았지만 착하고 똑똑한 점이
마음에 끌려 결혼했다고 했습니다. 얼마나 큰 고민인지 퇴근 후 집에
서 TV를 보며 금방 조는 남편을 찍은 수백 장의 사진과 동영상을 핸
드폰에 저장하고 있었습니다. 평생 조는 남자와 살았다고 불평을 하
지만, 유머스러운 사랑 표현이었습니다. 사실은 저에게 오게 된 것은
침을 맞기 위해서였습니다. 다른 사람과의 식사가 끝나기를 기다리
던 중에 졸다가 넘어지면서 허리를 다쳤기 때문입니다. 우습지만 웃
지 못할 딱한 일이었습니다.

사장은 시도 때도 없이 조는 원인을 찾을 수는 없다고 했지만
저는 뇌에 문제가 있는 것으로 판단했습니다. 각성시키는 신경전달
물질을 만드는 뇌세포가 덜 발육되고 약한 것이 체력 저하와 기면병
과 비슷한 증상을 일으키고 있다고 설명하였습니다. 뇌세포를 재활
하면 체력이 좋아지고 졸음도 적어질 수 있으며 건망증도 없어질 수
있다고 치료를 권했습니다. 그래도 원인이 있는지 검사를 받아보겠
다며 대학병원에서 MRI를 포함한 검사를 받았습니다. 당연히 아무
런 이상이 없었습니다. 여기에서 우리가 잘 알아둘 것은 검사에 문제
가 없다고 병이 없는 것은 아니라는 것입니다. 현재의 검사 수준으로
진단이 되지 않았을 뿐입니다.

이러한 내용을 이해한 부부는 뇌세포 재활 치료를 시작했습니다. 치료한 한 후 부인은 치료 전과 치료 후의 경과를 사진으로 보내왔습니다. 매일 조는 모습만 보다가 꼿꼿이 앉아서 TV 보는 남편이 신기하다며 자랑삼아 보내온 것입니다. 몇 달 사이에 안드로젠 탈모로 비어 있던 뒷머리가 검게 매워지는 사진도 차례로 보내왔습니다. 이마의 주름도 활짝 펴진 사진도 보내왔습니다. 뇌세포가 재활하여 기면병과 같은 졸음도 사라지고 피곤함이 사라졌으며 건망증도 없어졌다고 했습니다. 모근 전구세포가 활성을 회복하여 탈모가 해결되었고 피부 상피세포의 활성이 좋아져 이마의 주름이 없어진 것입니다.

6개월 프로그램이 끝난 후 저를 저녁 식사에 초대했습니다. 치료 전과는 다른 사람으로 착각할 정도로 젊고 맑게 빛나는 얼굴로 변해 있었습니다. 부인은 진료 자료로 쓰라며 얼굴을 잘 몰라보도록 자주색 안경으로 처리한 치료 전후 비교 사진을 주었습니다. 기쁘고 감사하다는 말과 함께 온라인 대학에 두 과목을 신청한 대학생이 되었다고 자랑을 하였습니다. 의사가 된 것에 대한 큰 보람과 행복을 선물 받는 시간이었습니다. 그 후 은퇴하려던 계획을 바꾸었다고 연락이 왔습니다. 열심히 회사를 경영하여 전 세계 사장 중 연속 1등을 했다는 소식도 들려주었습니다.

크게 보면 뇌세포의 재생은 불가능하지만, 재활은 가능합니다.

생활이 곧 기도입니다

**뇌세포재활치료는 온몸의 세포들이 덩달아 재활 되어
안티에이징, 젊어집니다!**

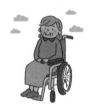

올해 들어 유난히 90대 어머님들께서 많이 오십니다. 100세 시대가 된 것이 틀림없습니다. 걸음걸이도 문제없고 생각하시는 것도 70대입니다. 외모만 보고는 90대인지 분간되지 않습니다. 몸도 건강하고 정신도 건강하고 경제적으로도 건강하고 인간관계도 건강해서서 외롭지 않아 보입니다. 여기에 삶의 목표인 꿈도 놓지 않으셨습니다. 꿈이 있어야 의욕이 생기고 의욕이 있어야 늙지 않는 것이 틀림없습니다. 훌륭한 자녀분께서 모시고 왔습니다. 100세를 건강하게 지켜드리고 싶은 자식들의 꿈입니다.

90대 어머님들은 치매 예방을 열심히 하십니다. 약을 드시는 것도 정성껏 규칙적으로 드시고 음식도 건강을 생각하시며 드십니다.

제가 건강하시도록 하루 30분 햇빛 보며 걸으시기를 권하면 그대로 하십니다. 식사 조절에 있어 조언을 드리면 그대로 따르십니다. 드시는 이것저것 마구잡이 영양제 모두 자제하고 1일 필요 영양제를 권하면 그대로 하십니다. 생활이 곧 기도입니다.

치매도 예방하고자 하는 꿈이 있어야 의욕이 생기고, 의욕이 생겨야 예방 노력을 합니다. 노력해야 치매를 예방하는 꿈이 이루어집니다. 치매를 예방하는 방법은 많습니다. 그중에 한의학적인 예방치료가 있습니다. 치매라는 병명은 나타나는 증상을 중심으로 한 것입니다. 그러나 치매의 본질은 증상보다는 뇌세포의 손상과 뇌세포의 기능 저하입니다. 뇌세포의 활성이 떨어지는 것입니다. 활성을 회복시키는 치료라는 점은 치매 치료와 치매 예방치료는 같습니다. 다 같은 뇌세포재활치료입니다.

뇌세포재활치료를 하면 뇌세포의 활성이 회복됩니다. 기억력을 비롯한 인지 기능들이 좋아집니다. 중기 치매는 초기 치매로, 초기 치매는 경도인지장애로, 경도인지장애는 정상 수준으로 회복됩니다. 주관적인지장애는 뇌세포의 활성이 많이 회복되지만, 증상 호전의 느낌이 크지는 않습니다. 예비능이 많은 상태라 나빠진 증상도 적고 호전된 느낌도 적습니다. 그렇지만 증상 호전이 별로 크지 않는 주관적인지장애나 그전에 치료를 시작하는 것이 좋습니다.

이렇게 뇌 기능이 호전되는 것 이외에도 놀라운 일들이 생깁니다. 정상인 것은 좋아져도 호전된 표가 나지 않지만, 약해진 것은 회복되는 표가 크게 납니다. 혈액검사를 치료 전과 3개월 치료 후 재검사를 하여 비교합니다. 콩팥이 나쁜 사람은 콩팥이 좋아지고, 간 기능이 나쁜 경우는 간 기능이 호전되고, 빈혈이 있는 사람은 빈혈이 없어집니다. 골수가 튼튼해져 혈구의 모양이 좋아지기도 합니다. 탈모 자리에 머리카락이 새로 나거나 굵어지고 잘 빠지지 않게 됩니다. 이마의 주름이 퍼지기도 합니다. 이명이 없어지기도 하고, 오래된 두통이 사라집니다. 불면이 호전됩니다. 바둑 실력이 두세 점 올라가기도 합니다.

뇌세포재활치료는 뇌세포의 활성 회복을 목표로 개발한 한약입니다. 약이 뇌세포를 재활시킬 뿐만 아니라 신체의 다른 세포도 재활시킵니다. 약이 뇌로만 가지 않고 온몸으로 가기 때문입니다. 온몸의 약해진 신체 조직이 활력을 회복하게 됩니다. 안티에이징이 됩니다. 뇌만 안티에이징 되는 것이 아니라 온몸이 안티에이징이 됩니다. 뇌가 좋아져도 뇌의 지배를 받는 신체 조직이 좋아집니다. 육체가 튼튼해져도 뇌가 튼튼해집니다. 뇌와 육체는 서로 의존적입니다. 뇌세포재활치료약은 뇌 보약도 되고, 육체를 보하는 약도 됩니다. 일선에서 온몸을 불사르면서 사는 젊은 분들도 젊을 때부터 몸과 뇌를 챙겨야 합니다. 젊어서부터 계속 관리해야 합니다. 성공과 복은 좋은 건강한 뇌가 가져다주기 때문입니다.

　자녀가 모시고 와도 약 드시길 거부하셔서 4개월 만에 돌아가신 분이 생각납니다. 그렇게 떠나신 분들 생각에 마음이 아픕니다. 정신이 건강해야 치료도 받아들일 힘이 있는 것입니다.

진시황의 불로초

치매는 한의학적 뇌세포재활치료가 답입니다

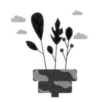

진시황은 늙지 않기 위해 각종 불로초를 먹었을 것입니다. 그래도 진시황은 50대 초반에 사망했습니다. 아무리 좋은 약을 써도 인명은 재천입니다. 뇌가 나빠지는 것을 근본적으로 치료하기는 어렵습니다. 뇌가 좋아지려면 뇌세포가 재생되거나, 재활이 되어야 합니다. 재생은 사멸된 뇌세포를 대신할 새로운 뇌세포가 만들어지는 것이고, 재활은 뇌세포의 활성을 회복하는 것입니다. 현재 뇌세포는 재생도 재활도 어려워 주로 인지 기능 개선제로 인지 기능을 호전시키는 치료를 합니다.

정확한 통계가 있는 것이 아닙니다. 이해를 돕기 위해 가상의 수치로 치매를 설명하겠습니다. 치매가 되는 시점에 어림잡아 10% 정도의 뇌세포가 사멸되었다고 합시다. 약 30%의 뇌세포는 기능이 100% 사라진 좀비 뇌세포가 되었을 가능성이 있습니다. 살아 있지만 죽은 뇌세포보다도 못한 뇌세포입니다. 나머지 60% 정도의 뇌세포도 다양하게 활성이 떨어졌을 것으로 추정됩니다. 예를 들면 활력이 90%, 70%, 50%, 30%, 10%로 줄어들게 됩니다. 활성이 떨어진 뇌세포는 평균해서 50% 정도의 활성을 발휘하고 있다고 볼 수 있습니다. 치매가 되는 시점에 원래 뇌의 30%만 기능을 발휘하는 상태이고, 뇌 기능의 70%는 사라진 상태입니다.

사멸한 10% 뇌세포는 재생이 되지 않습니다. 30% 좀비 뇌세포는 재활이 되지 않습니다. 활력이 떨어진 60%의 뇌세포가 재활 치료 대상입니다. 재활 치료를 받지 않으면 활력이 떨어진 60% 뇌세포도 빠르게 활력이 떨어지면서 치매가 급격하게 진행됩니다. 뇌의 예비능이라는 완충지대가 사라졌기에 활력이 떨어지는 것이 증상 악화로 반영됩니다. 치매 증상이 급격하게 떨어지는 이유입니다. 치매가 진행될수록 뇌세포재활의 대상이 줄어들고 치료의 효과가 크게 떨어집니다.

치매를 근본적으로 치료하기 위해서는 뇌세포를 재생하거나, 뇌세포를 재활하거나, 진행을 느리게 하는 방법이 있습니다. 뇌세포 재생은 줄기세포치료로 연구하고 있지만, 현실적으로는 불가능한 면이 많습니다. 한의학적 뇌세포재활치료는 의학적 치료 개념과 맞지 않습니다. 의학에는 강장제라는 개념은 있지만, 보약이라는 개념은 없습니다. 약한 몸의 활력을 회복시키는 보약처럼 뇌세포의 활성을 회복시키는 뇌 보약이 한의학적 뇌세포재활치료와 거의 같은 개념입니다. 다양한 자극을 통한 인지력 강화 치료가 있지만, 한의학적인 뇌세포재활치료와는 다릅니다. 인지력 강화 치료는 뇌가소성을 이용한 자극받은 뇌세포의 치료임에 비해, 한의학적 뇌세포재활치료는 여러 가지 한약을 이용한 전체 뇌세포의 활력을 회복시키는 것이 다릅니다.

의학적인 약물치료는 주로 뇌세포 바깥의 베타아밀로이드 앙금과 뇌세포 안의 타우단백과 관련된 찌꺼기에 대한 약물이 주를 이루었습니다. 2016년 베타아밀로이드를 없애도 치매의 진행을 늦추지 못한다고 발표한 이후 최근에는 주로 타우단백과 관련된 약물이 많이 개발되고 있습니다. 뇌세포 바깥의 찌꺼기를 치워도 뇌세포 안의 찌꺼기를 없애도 치료는 제한적일 수밖에 없습니다. 뇌세포재활치료도 치료 대상이 많이 남아 있을 때 시작하는 것이 좋습니다. 진행된 치매보다는 초기일수록, 초기 치매보다는 경도인지장애, 경도인장애보다는 주관적인지장애일 때 치료를 시작하는 것이 더 좋습니다.

치매 치료는 여러 가지 한약으로 약해진 뇌세포의 여러 곳을 회복시키는 한의학적 뇌세포재활치료가 답입니다.

젊음을 유지하기 위한 제안

신경가소성과 뇌세포재활치료

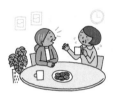

치매가 되지 않기 위해 치매 예방을 하는 것이 아닙니다. 노후의 질 높은 삶을 위해 머리를 젊게 유지하기 위해서입니다. 머리를 젊게 유지하려면 머리가 젊은 상태에서 시작해야 합니다. 뇌가 젊은 상태라는 것은 예비능이 충분하다는 것입니다. 머리가 늙은 상태에서 시작하면 더 늙는 것을 늦출 수는 있지만, 더 좋게 만드는 것은 제한적으로 가능할 뿐입니다. 예비능이 많이 사라졌기 때문입니다.

예비능은 일상적인 생활을 하는데 필요한 뇌 역량보다 남는 역량을 말합니다. 뇌의 예비능이 큰 이유는 일상과 다른 비상시나 심한 스트레스도 감당할 수 있는 역량을 구비하고 있어야 하기 때문입니다. 예비능이 줄어들면 할 수 있는 역량이 조금씩 줄게 됩니다. 큰 스트레스를 감당하기 힘들고 사소한 기억을 다 담을 수 없게 됩니다.

건망증이 증가하고 기억력도 떨어집니다. 나이 탓으로 돌리기도 하지만 뇌가 나빠지면서 생기는 증상입니다.

간혹 80이 넘는 사람도 마라톤을 완주합니다. 달리는 신경 기능의 예비능이 충분한 것입니다. 그러나 대부분 사람은 예비능이 줄어들어 단거리를 뛰는 것도 힘들게 됩니다. 더 약해져 스스로 걷는 것조차 힘들어지는 것처럼 여러 가지 인지기능이 약해진 것이 치매입니다.

완주가 가능한 사람은 일찍부터 몸을 관리해 왔기 때문입니다. 우리 머리는 가소성이 있습니다. 신경 가소성은 신경이 성형된다는 말입니다. 쓰면 발달하고 안 쓰면 도태하는 것으로 용불용설과 비슷합니다. 발달하는 것과 약해지는 것 모두 가소성입니다. 젊어서부터 몸을 단련하면 80이 넘어서도 마라톤이 가능한 것처럼 머리도 젊음을 유지할 수 있습니다. 치매 예방을 위해 미리부터 노력해야 하는 이유입니다.

신경 가소성이 있기에 운동이나 자극을 통해 뇌가 발달하고 기능을 유지할 수 있습니다. 가소성은 시멘트가 굳어가듯이 일정한 나이가 지나면 가소성이 떨어집니다. 뇌졸중으로 사지가 마비된 경우 빨리 재활 치료를 시작하지 못하여 관절이 굳고 난 후에 재활을 시작하면 가소성이 약해져 치료 효과가 크게 떨어집니다. 약물로 뇌세포의 활력을 키우는 것이 뇌세포재활치료입니다. 뇌세포재활치료가 가능한 것도 신경 가소성이 있기 때문입니다. 자극이나 운동 등으로 회복하는 것도 가소성이 있기 때문입니다.

예비능이 떨어지는 것은 뇌세포의 활성이 떨어지는 것입니다. 뇌세포 바깥에 쌓이는 베타아밀로이드 앙금과 뇌세포 안에 타우단백 관련 찌꺼기가 증가하면서 뇌세포의 활력이 떨어집니다. 찌꺼기로 변하면서 뇌세포 구조물이 약해집니다. 활성산소로 인해서도 뇌세포의 여기저기 구조물이 약해집니다. 찌꺼기뿐만 아니라 이런 이유가 겹쳐 활성이 떨어집니다. 뇌세포 안팎의 찌꺼기를 없애도 활성 회복이 적을 수 있습니다. 뇌세포 자체가 많이 약해졌기 때문입니다.

제가 하는 뇌세포재활치료는 의학계에서 시도하는 베타아밀로이드나 타우단백과 같은 one major target인 하나의 주된 치료대상에 대한 치료가 아닙니다. multiple minor target 즉 소소한 많은 원인에 대한 한약 치료입니다. 여기저기 약해진 구조물을 치료합니다. 요즘 의학계에도 multiple target에 대한 치료를 시도하고 있습니다. 좀비 뇌세포를 없애는 치료도 시도하고 있습니다. 제가 생각하는 multiple minor target은 미토콘드리아의 기능 회복, 텔로미어의 회복, 세포막의 당단백과 인지질의 보강, 혈액순환의 호전, 후성유전적

변이의 회복, 좀비 뇌세포의 소멸, 자식작용 등등을 포함한 다양한 치료목표입니다. 치료 초기에 명현반응이 크게 나타나는 경우가 있습니다. 좀비 뇌세포가 부서지거나 심하게 약해진 구조물의 자식작용이 증가하는 것으로 추정하고 있습니다. 뇌세포가 재활이 된다는 것을 간접적으로 알 수 있습니다. 여러 가지 인지기능이 호전되고 치료가 끝난 뒤에도 호전된 상태가 오랫동안 유지되기 때문입니다.

뇌세포재활치료가 가능한 것은 신경 가소성이 있기 때문입니다. 가소성도 나이 들면서 약해집니다. 재활 치료 효과도 일찍 시작할수록 좋습니다. 치료대상이 되는 뇌세포가 많이 남아 있을 때 재활 효과가 큽니다, 사멸된 뇌세포는 재생이 되지 않고 좀비 뇌세포는 재활이 되지 않기 때문입니다. 젊을 때 뇌세포재활치료를 시작해야 뇌를 젊게 유지할 수 있습니다. 건망증이 증가하여도 적극적인 예방 노력을 시작해야 합니다.

치매예방과 치매치료 없이는
노후의 인생도 없습니다

치매가 난치병인 이유와 대책

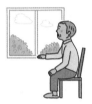

한의학에 치미병자상공治未病者上工이라는 말이 있습니다. 미
병을 치료하는 것이 최고의 치료라는 말인데요. 특히 치매는 미병
치료가 중요합니다. 미병은 진단이 되지 않지만 자라고 있는 병입
니다.

치매를 초기에 발견해도 뇌는 많이 나빠진 상태입니다. 증상으
로는 초기이지만 뇌가 약해지는 병으로는 엄청나게 진행된 상태입
니다. 뇌가 약해지는 것이 진단이 안 되므로 미병입니다. 치매가 되
기 훨씬 전부터 자라고 있는 미병을 적극적으로 치료해야 합니다. 제
가 말하는 미병치료는 한의학적 뇌세포재활치료입니다. 의학적 견

해와 다를 수 있습니다. 미병 치료의 때를 놓치고 치매가 되었더라도 더 진행되기 전에 빨리 치료받을수록 좋습니다.

치매가 좋아지려면 뇌가 좋아져야 합니다. 뇌가 좋아지려면 뇌세포가 재생되거나, 재활이 되어야 합니다. 재생은 사멸된 뇌세포를 대신할 새로운 뇌세포가 만들어지는 것이고, 재활은 떨어진 뇌세포의 활력을 회복시키는 것입니다.

치매가 난치병인 이유는

첫째, 뇌세포는 재생이 거의 안 되고, 재활도 제한적으로 가능하기 때문입니다.

둘째, 재활의 대상이 되는 뇌세포가 많이 줄어든 상태이기 때문입니다.

셋째, 남아 있는 뇌세포도 매우 빠르게 좀비 뇌세포나 사멸한 뇌세포로 바뀌기 때문입니다.

줄기세포로 뇌세포를 재생시키는 연구를 하지만 아직 불가능하며, 뇌세포를 재활하거나 진행을 뚜렷하게 늦추는 약을 아직 개발하지 못했습니다. 이런 이유로 현재 치매를 치료하는 주된 방법은 인지기능개선제로 증상을 호전시키는 치료입니다. 그러나 관점을 달리하면 뇌세포재활치료가 가능합니다. 뇌세포의 활력을 회복시키는 뇌 보약이 뇌세포재활치료입니다.

치매 증상이 나타날 때는 이미 뇌가 많이 나빠진 상태입니다. 사멸한 뇌세포와 좀비 뇌세포로 많이 바뀌었기 때문입니다. 치매가 되면 매우 빠른 속도로 나빠지는 이유는 좀비 뇌세포와 사멸된 뇌세포를 제외한 나머지 뇌세포도 이미 많이 약해졌기 때문에 빠르게 좀비 뇌세포로 변하거나 사멸하게 됩니다. 그리고 뇌의 예비능이 없어졌기 때문에 뇌가 나빠지는 것이 바로 증상 악화로 나타나게 되기 때문입니다.

이런 이유로 치매를 빨리 발견할수록 좋지만, 더 좋은 것은 치매의 바로 전 단계인 경도인지장애일 때 치료를 시작하는 것입니다. 더더욱 좋은 것은 경도인지장애의 전 단계인 주관적인지장애 때부터 적극적인 예방 노력과 치료를 시작하는 것이 좋습니다.

치매예방과 치매치료 없이는 노후의 인생도 없습니다.

200명 주문 리스트 끄떡없어요!

멀쩡할 때 예방해야 하는 치매!

2013년에 치매 예방치료를 해드렸던 분의 이야기입니다. 미국 큰 도시에서 대형 음식점을 여러 개 운영하는 분입니다. 결혼하여 미국에서 살게 되었습니다. 예쁘장하신 분이십니다. 친정 어머님께서 치매로 요양원에 계시는데 어머님께서 조금이라도 정신이 있을 때 뵈려고 귀국한 것입니다.

그러나 똑똑하시던 어머님의 무너진 모습은 상상 이상으로 충격적이었습니다. 자신도 나이 들면 어머니처럼 될지 모르겠다는 두려움이 몰려왔고 치매 예방이 그 무엇보다 중요하다는 생각이 들었다고 했습니다. 붙잡고 울어봤지만, 어머님은 따님을 알아보지 못하시어 누워계신 어머님 뺨에 자신의 뺨을 대고 하염없이 울었다고 합니다. 멀리 외국에 사니 어떻게 해드릴 수도 없고 가슴 아픈 것이 이루 말할 수 없다며 한숨을 내쉬었습니다. 자신이 생각할 때, 치매는 멀쩡할 때 예방해야 하는 병이라고 저에게 오히려 강조하신 분이었습니다.

치매는 유전적인 취약성과 잘못된 생활 습관이 어우러져 발생합니다. 종류마다 다르지만, 알츠하이머치매 환자의 1, 2%는 유전병이고, 20% 정도는 유전의 영향을 받으며, 20% 정도는 유전의 영향을 받을 것으로 추정됩니다. 나머지 60%는 유전과는 전혀 상관 없이도 치매가 된 경우입니다. 생활 습관도 중요하지만, 유전적인 면을 무시하기 어렵습니다. 자동차나 집과 같은 물건을 사용할 때처럼 내구성이 약하면 빨리 못쓰게 되는 것과 같습니다. 오래 쓰려면 조심스럽게 사용해야 하고 정성껏 가꾸기도 해야 합니다. 예방하기 위해 '청명'을 드셨습니다. 미국으로 처음 보내는 거라 신중에 신중을 기해 신경 써서 보내드리기 시작했습니다.

약을 드시고 놀라운 반응이 일어났습니다. 기억력이 좋아진 것입니다. 점심시간에 손님이 한꺼번에 몰리면 레시피의 종류가 많아 주문대로 음식을 못 드리는 경우가 자주 발생하였는데 약을 드시고 나서 많은 주문을 하나도 틀리지 않게 기억되는 것이 놀랍다고 했습니다. 약이 좋다고 직원에게 빼앗기기도 했답니다. 40대 후반의 아줌마이지만 얼굴이 20대처럼 젊어져 다른 사람처럼 보였습니다. 뒤태 사진은 살이 빠지고 예뻐졌다고 찍어 보낸다고 했습니다. 예방하시는 분께 보여드리면 같은 사람이냐고 물어보십니다. 설명할 때나 강연할 때 유용한 자료로 잘 쓰고 있습니다.

인지기능 개선제와 '청명' 뇌세포재활치료는 다릅니다. 뇌세포가 재활 되면 인지기능 개선제보다 인지기능 개선 효과가 크게 나타날 뿐만 아니라 약을 중단하여도 효과가 오래 유지됩니다. 아쉬운 것은 '청명'으로 뇌세포가 재활 되어도 영상이나 혈액검사로 호전된 것을 확인할 수 없다는 것입니다. 혈액검사나 MRI 영상에 변화가 나타나지 않기 때문입니다. 이런 이유로 뇌세포 재활 효과는 증상 호전으로 판단해야 합니다. 치료를 마친 사람들이 저에게 하는 말씀들을 정리해봤습니다.

뇌세포 재활 효과입니다.

기억력이 좋아졌다.
피곤하지 않다.
여기저기 아픈 곳이 사라졌다.
우울증이 좋아졌다.
불면이 호전되었다.
성욕이 좋아졌다.
두통이 사라졌다.
이명이 없어졌다.

시력이 좋아졌다.

바둑 실력이 두세 점 올랐다.

발달장애가 호전되었다.

근무력증이 호전되었다.

이외에도

머리카락이 나고, 이마 주름이 펴지고, 간 기능 콩팥 기능이 호전되었다고 합니다. 그리고 적혈구 모양이 정상적으로 바뀌는 것을 볼 수 있는데 이런 변화 또한 세포 재활의 효과입니다. 뇌세포를 재활하려고 '청명'을 복용하였더니 몸 전체의 세포도 재활 된 것입니다. '청명'은 안티에이징 효과도 같이 합니다.

멀리서 카톡 안부 벨이 울립니다. "별일 없이 잘 지내시죠? 여기는 꽃이 피기 시작했습니다. 항상 건강하셔서 많은 분의 건강을 지켜주시길 기도합니다."

매달 밥 먹을 날만 기다립니다

파킨슨병도 파킨슨치매가 되기 전에 치료하는 것이 좋습니다

지난 일 년 동안 매번 제게 밥을 사주시는 어머니가 계십니다. 처음에는 한 번씩 서로 번갈아 내기로 했습니다. 하지만 몇 달째 우기십니다. "내가 사야지! 그래야 좋은 거야!" 하시면서 막무가내이십니다. 약을 드시고 호전되어 진지 드시는 양이 저와 다르지 않았는데 요즘은 양이 좀 줄기도 하고 수저 뜨시는 모습이 처음 오셨을 때처럼 조금 힘들어 보이셔서 마음이 여간 아프지 않습니다. 90세가 되셨습니다.

기억력도 기력도 예전만 못하시고 관절도 붓고 파킨슨병으로 손이 떨리고 거동이 불편하다고 오시기 시작했습니다. 치료를 받고 그런대로 잘 걷게 되었으며 매달 거르지 않고 진료하러 오십니다. 발이 퉁퉁 부으셔도 웃으시며 "참아야지 어떻게 하겠어." 하십니다. 마주 앉아 밥을 드시면서 옛날이야기, 여자와 남자의 역할 이야기, 며느리 자랑, 가족사랑 이야기, 이런저런 옛이야기를 구수하게 해주십니다. 참으로 따뜻한 분이십니다.

할아버지가 여간 깐깐하신 분이 아니라 곤란한 일을 자주 겪으신다고 아드님이 어머님을 크게 걱정을 합니다. 그래도 항상 웃으시면서 "참아야지 어떻게 하겠어! 하지만 정확하시잖아! 실수하지 않으시니 그것만 해도 감사한 일이야!"라고 말씀하십니다. "여자는 참아야 해! 남자들이 불쌍하잖아!" 하시며 빙그레 웃으십니다. 한 달에 한 번이지만 어머님과 함께하는 식사는 세상살이의 좋은 모습만을 보게 하는 안목을 키우는 시간입니다. 지금도 아버님의 세 끼 식사를 손수 지어드린다고 합니다. 세끼 준비는 젊은 사람에게도 힘든 일입니다. 하지만 그 힘으로 건강을 지켜나가시는 것이 아닌가 하는 생각을 합니다.

조금 힘들어하는 모습을 보이실 때 이런 생각이 듭니다. 어느 날, 밥 못 사주시는 날이 오면 제 마음이 얼마나 아플까? 오늘도 식당 가는 길을 힘들게 걸으시며 햇살이 좋다고 하시면서 손을 잡아 주십니다. 아름다운 동행입니다.

파킨슨 증상은 손 떨림, 보행 장애, 뻣뻣한 근육, 불안정한 자세가 나타나는 것입니다. 증상은 비슷해도 파킨슨병과 파킨슨증후군은 다릅니다. 파킨슨병은 도파민을 만드는 공장인 흑질이 약해진 것입니다. 이로 인한 도파민 부족으로 움직임을 조절하는 뇌의 기저핵이 제 기능을 발휘하지 못하게 되는 것입니다. 파킨슨증후군은 도파민 부족이 아니고 도파민이 작용하는 기저핵이 약해진 것으로 파킨슨 약이 듣지 않습니다. 파킨슨병이 진행되면 파킨슨증후군이 되기 쉽고 파킨슨증후군이 심해지면 파킨슨 치매가 되기 쉽습니다.

어머님은 파킨슨병이며 이로 인한 파킨슨 치매는 멀리 있었습니다. 그러나 연로하면 어느 순간부터 뇌가 약해지는 표가 나타납니다. 뇌가 약해지기 시작하면 빠르게 무너집니다. 파킨슨병이 쉽게 파킨슨증후군으로 바뀌고, 파킨슨 치매가 되기 쉽습니다. 그리고 알츠하이머치매도 되기 쉽습니다.

뇌가 약해지는 것은 기력이 떨어지는 것, 식사량이 줄어드는 것, 거동이 불편해지는 것, 기분이 가라앉는 것, 불면이 심해지는 것 등의 미묘한 변화로 시작합니다. 어머님에게서 이런 변화가 나타나기 시작했기 때문에 마음이 아픈 것입니다. 물론 노인은 잘 바뀝니다. 처음 오셨을 때도 이런 느낌이었습니다. 어머님이 계속 건강하기를 기도합니다.

먹어야 하는 약이
하나둘씩 늘어나는 것

자질구레한 병과 자율신경의 부조화

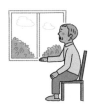

나이 들면서 먹어야 하는 약이 하나둘씩 늘어나는 것은 슬픈 일입니다. 늘어나는 약이 많다는 것은 아픈 데가 많다는 뜻이지요. 아픈 데가 많으면 행복과는 멀어집니다. 치료받고 심한 건망증이 좋아졌다는 지인의 소개로 치매를 예방하러 오셨던 분의 이야기입니다. 보통 체격을 가진 미모의 60대 후반 여성이며 예민해 보이고 표정이 어둡고 안색도 거칠었습니다.

고지혈증, 당뇨, 고혈압, 같은 대사증후군이 오래전부터 있었습니다. 합병증으로 생긴 협심증으로 몇 년 전에 심장 스텐트 시술도 받았다고 합니다. 이외에도 갑상선기능저하증, 우울증, 베체트 씨

병, 척추관협착증을 진단받았습니다. 그리고 이명과 불면이 심하고, 두통과 근육통이 자주 생기고, 왼쪽이 잘 저리며, 부종과 변비도 심하다고 했습니다. 복용하는 약이 많았습니다. 기억력이 많이 나빠져 다니는 병원에서 검사를 받았으나 이상이 없었다고 합니다. 예방 차원에서 뇌 영양제를 복용하고 있었습니다. 그리고 평소 열감이 심해 화병처럼 힘들 때가 많았다고 합니다.

인지기능검사로 뇌가 나빠졌다는 뚜렷한 근거를 찾을 수 없었습니다. 단어를 다시 기억하는 능력이 같은 연배에 비해 조금 떨어진 편이었지만 객관적이지는 않았습니다. 경도인지장애는 아니고 굳이 말하자면 주관적인지장애에서 경도인지장애 쪽으로 진행되고 있는 상태로 보였습니다. 치매 예방치료를 받으러 때맞추어 잘 오신 것입니다.

처방을 위해 증상들이 발생하는 이유를 찾습니다. 한의학에서는 변증이라 합니다. 의학에서 진단하는 것과 비슷하지만 조금 다릅니다. 부인은 기본적으로 몸이 차지만 열감이 많은 사람입니다. 한과 열이 공존하는 한열착잡이라 합니다. 갑상선기능저하로 에너지 생산이 부족하여 기본적으로 몸이 찹니다. 이를 보상하기 위해 교감신경이 잘 흥분합니다. 교감신경이 과흥분할 때 열감이 잘 생깁니다. 고지혈증 당뇨 고혈압과 같은 대사증후군과 변비 베체트 씨 병 척추관협착증 이명 불면 두통 근육통도 교감신경의 과흥분과 관련이 많습니다. 두통 근육통 불면 이명은 교감신경의 과흥분이 줄어들고 부교감신경이 우세해지면서 수축했던 혈관이 이완하면서 생깁니다. 근본 원인은 교감신경과흥분과 관련이 있습니다. 교감신경과흥분의 원인은 갑상선기능저하증에 대한 보상 작용과 예민한 성격 그리고 과다한 약물복용이나 긴장과 같은 스트레스 때문입니다.

기억력이 많이 나빠졌다고 느끼는 경우 주관적기억장애일 수 있으며, 다른 인지기능도 많이 나빠진 것을 느끼면 주관적인지장애입니다. 주관적기억장애는 주관적인지장애의 일종입니다. 기억력 저하, 우울증, 불면, 왼쪽이 저리는 것은 뇌가 나빠진 증상입니다. 이명, 두통도 뇌가 약해져 나타나는 증상입니다. 뇌세포재활치료가 필요한 상황이었습니다. 뇌가 튼튼해지면 갑상선기능저하증을 비롯한 내분비기능도 자율신경기능도 안정됩니다. 잡다하게 아픈 것이 많은 경우 뇌가 약해서 생기는 증상일 수 있습니다.

부인을 뇌세포재활치료 한약에 한열착잡을 조절하는 한약으로 치료를 하였습니다. 건망증도 우울증도 불면도 제반 증상도 많이 호전되었습니다. 1년 동안 치료를 하셨습니다.

손발이 뜨거워졌다고 소녀처럼 환하게 웃으시던 모습이 떠오릅니다.

잃어버린 집을 찾고
잃어버린 부를 찾고 계신 회장님

다시 일어서게 하는 힘, 뇌세포 재활

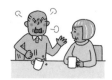

큰 사업을 하셨던 분이며 사업 실패로 1조 가까운 재산 모두를 잃었다고 했습니다. 미국으로 가 오랜 시간 지냈고 태국에 가서도 나아보려고 애쓰셨으나 소용없었다고 했습니다. 8년 전 55세 때 처음 뵈었습니다. 20년 사셨던 집을 못 찾기도 했으며, 자주 다니던 송파에서 종암동 가는 길을 잃어버려 한참 헤매기도 했답니다. 전화를 걸어 상대가 받으면 누구에게 걸었는지 왜 걸었는지가 도무지 생각나지 않아 그냥 끊을 수밖에 없는 일이 자주 생겨서 치료받고 싶다고 하였습니다.

스트레스가 머리를 나쁘게 만들었습니다. 조금만 집중해도 금방 목 뒷덜미에서 뭔가 뜨거운 것이 올라와 뒷머리와 정수리를 지나 눈으로 빠지는데 정신을 잃을 정도로 아프다고 했습니다. 이럴 때 머리가 하얗게 되고 코에 타는 냄새가 난다고 합니다. 재산을 다 잃은 충격은 물론이고 조사를 받으면서 겪었던 고초 등으로 뇌가 불탔다고 할 수 있습니다. 체형은 마르지도 비만도 아니었습니다. 당뇨나 고혈압은 없었고 고지혈증이 있었지만 심하지는 않았습니다.

스트레스를 받으면 교감신경이 과흥분하고 코르티솔과 노르에피네프린이 과다하게 분비됩니다. 혈관이 과도하게 수축되고 혈액순환이 나빠져 뇌가 하얗다는 느낌이 들고 뇌가 약해집니다. 뇌세포 밖에는 활성산소 등의 영향을 받아 베타아밀로이드 찌꺼기가 많이 생깁니다. 뇌세포 내에는 타우단백이라는 단백질이 ATP의 인산기와 결합하여 세포 내 찌꺼기가 많이 생깁니다. 그리고 미토콘드리아의 에너지 생산이 극에 달하면서 미토콘드리아가 과열되고 타면서 아팝토시스라고 하는 세포자살이 늘게 되는 이유 등이 합쳐져 머리가 나빠집니다. 지독한 스트레스의 원인이 사라진 이후에도 문제가 지속됩니다. 이렇게 예민해진 경우 조그만 스트레스를 받아도 교감신경이 자동적으로 과흥분하게 됩니다. 이런 이유로 뚜렷한 스트레스가 없어도 머리에는 스트레스 반응이 생기면서 점점 뇌가 나빠집니다.

뇌세포 재활 치료에 앞서 교감신경을 안정시켜야 했습니다. 한 의학에서는 열을 내린다고 합니다. 열을 내리기 위해 침과 보음하는 한약과 열을 내리는 한약 그리고 안신약이라는 신경안정제와 비슷한 한약을 씁니다. 침이 열을 내리는데 즉각적인 효과를 나타냅니다. 침을 맞으면 바로 머리가 아프지 않고 눈도 시원해집니다. 침의 효과가 오래가지 않고 오래 맞으면 체력이 떨어집니다. 이미 몸이 과열된 지 오래되어 체력도 약했습니다. 때문에 보음하는 약을 같이 써야 했습니다. 여기에 교감신경의 과흥분을 줄이는 열 내리는 약도같이 썼습니다. 안정되고 난 이후에도 뇌세포를 재활하는 약으로 꾸준히 치료한 지 8년이 지났습니다. MRI와 MRA를 3년 기간에 두 번 촬영했는데 내경동맥을 비롯한 뇌동맥의 동맥경화를 나태는 석회가 많이 줄었습니다. 동맥경화가 호전된 것입니다. 전혀 기대하지 않았던 결과였습니다.

스트레스가 극심한 것은 좋지 않습니다. 지독한 스트레스는 뇌를 손상합니다. 스트레스를 크게 받으면 그때그때마다 해소해야 합니다. 해소하지 못하면 당장 표가 나지 않아도 내구성이 약해지기 때문에 뇌가 다른 사람보다 빨리 약해질 수 있습니다. 극심한 스트레스 뒤에는 예방적 차원의 뇌세포 재활 치료가 필요합니다.

사업도 한 번 어려워지면 다시 회복하기 쉽지 않지만, 건강은 더욱더 다시 되돌리기가 여간 어려운 것이 아닙니다. 어려운 사업에서는 경험을 쌓고 새로 배우고 해서 다시 일어나 더 큰 사업으로 성공할 수 있다면 건강을 잃은 상황은 다시 회복하기도 어려울 뿐 아니라 건강의 중요하고 소중한 가치를 깨닫는다고 해도 때늦어 안타까운 경우가 대부분입니다.

무엇보다 건강을 가장 우선으로 하시길 바랍니다.

90대 시어머니 모시는
70대 며느리 이야기

치매예방 치매치료 하루라도 빨리해야 하는 이유

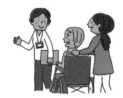

외부에 일이 있어 잠시 외출했을 때였습니다. 숨차고 약간 흥분된 부인의 전화였습니다. 남편께서 가지고 온 저의 책 '뇌세포 재활로 치매치료 가능하다'를 단숨에 읽었는데 빨리 진료를 해달라는 내용이었습니다. 어떻게 당신의 생각과 똑같은지 너무 놀랍고 기대가 된다고 하셨습니다. 당장 보러 오신다고 말씀하시고는 정말 당일에 오셨습니다. 자신의 건망증이 심각하고 머리가 빠르게 나빠지고 있는 것을 느끼고 있으며 이미 치매일지도 모른다고 말씀하셨습니다. 훌륭하신 남편을 열심히 내조해 왔으며 매사에 긴장하고 빈틈없이 살아왔다 하셨습니다. 90대 시어머님까지 모시고 사시는 지혜롭고 의로운 70대 부인이었습니다.

경도인지장애와 우울증과 건강염려증을 같이 앓고 있는 것으로 보였습니다. 남편에 대한 끝없는 내조와 90대인 시어머니를 평생 모시고 살았습니다. 시어머니와는 친부모 이상으로 좋은 관계로 두 분은 자식과 남편을 같이 흉을 보는 친정어머니와 딸과 같은 관계였습니다. 사람은 누구나 다양한 감정을 갖고 있습니다. 사랑하는 마음과 미워하는 마음이 같이 있습니다. 가부장적이고 권위주의적이고 소통이 안 되는 남편에 대한 원망도 있고 또 거기에 반대로 사랑하는 마음도 뒤엉겨 있었습니다. 남편이 이 소중한 책 하나를 갖다 주셨기에 모든 미워하던 마음을 내려놓기로 했다고 했습니다.

믿는 만큼 치료의 효과도 컸습니다. 우울증의 치료 효과도 컸고 경도인지장애의 치료 효과도 크게 나타났습니다. 뚜렷한 증상이 나타났기에 증상도 그만큼 좋아졌습니다. 재활치료가 가능한 뇌세포가 '치매'에 비하면 많지만 '경도인지장애'에 비하면 많이 줄어든 상태입니다. 이런 경우 좋은 효과를 봤을지라도 저의 마음은 불편합니다. 좋아졌다고 마냥 좋아할 수만은 없었습니다. 좀 더 일찍 '주관적 인지장애'일 때 오셨으면 얼마나 좋았겠습니까! 치료 효과는 좋더라도 뇌는 이미 많이 나빠진 상태이기 때문에 '치매'가 되기까지의 시간이 머지않았습니다. 열심히 치료받으면 증상도 호전되고 치료를 받지 않는 경우보다 발병 시기를 크게 늦출 수 있습니다. 그래도 멀지 않은 곳에 치매가 있다는 것입니다. 같은 연배의 정상인에 비해 치매가 빨리 됩니다. 이런 내용을 전부 말하기는 어렵습니다. 좋아진 것을 기뻐하는 환자에게 곧 치매가 될 수도 있다는 진실에 대해 말하면 큰 좌절을 줄 수 있기 때문입니다.

계속 치료를 받는 것이 좋습니다. 뇌세포를 재활해도 퇴행성변화는 계속되기 때문입니다. 치매가 되지 않도록 최대한 연장하는 방법은 계속 치료를 받는 것입니다. 아쉽게도 부인은 계속 치료를 받지 못했습니다. 여러 가지 사정이 있었습니다. 문제는 지금은 자신이 선택해서 치료를 받으러 왔지만, 경도인지장애가 더 진행되면 스스로 치료받아야 한다는 결정 능력이 떨어집니다. 치매가 아니더라도 판단력과 결정력이 떨어집니다. 치료받아야 한다는 생각을 못 하거나 생각을 해도 결정을 못 할 수 있고 결정을 해도 실행을 못 하게됩니다. 가족이 나서야 가능한 일입니다. 남편과 가족의 관심과 인식 변화가 필요합니다. 이런 이유로 제가 가끔 칼럼이나 강연회에서 암보다 치매가 더 무섭다고 설명합니다. 암 환자는 모든 것을 자신이 결정할 수 있지만, 치매로 들어선 환자는 자신 스스로 자신의 치료에 올바른 결정을 하지 못하게 됩니다.

너무나 좋아진 자신의 기억력을 과시하며 열정적으로 가정을 꾸미신다고 하셨습니다. 새로운 집을 장만하셨고 그것이 자신의 장점이라고 자랑하셨습니다. 그렇지만 저의 마음은 불편했습니다. 모든 진실을 말하기 어렵고 말해도 받아들이는 정도가 다릅니다. 그리고 의사로서 말할 수 있는 경계를 넘어 있는 이야기이기도 합니다. 그래도 판단력과 결정력 그리고 실행력이 남아있을 때 다시 뵐 수 있기를 기원했습니다.

의사로서 조언할 수 없는 말을 해야 할 때는 '만일 내 부모라면, 만일 나라면, 만일 내 가족이라면'이라는 말을 빌리곤 합니다.

언제 그랬는지 모를 정도로
사회성이 좋아지고
밝아지는 행복한 진료

뇌세포재활치료 효과를 가상의 수치로 이해하기

사고나 질병은 빨리 수습하거나 치료해야 합니다. 빨리 수습하는 것보다 미리 예방해야 하는 것이 더 좋다는 것도 누구나 압니다. 치매도 빨리 치료할수록 좋다고 합니다. 치매가 되기 전부터 예방 노력과 예방치료를 시작하는 것이 더더욱 좋습니다. 여기서 예방치료는 한의학적 뇌세포재활치료를 말하고 있습니다. 치매가 시작할 때는 이미 뇌가 많이 약해진 상태입니다. 예비능이 모두 사라진 것입니다. 일상생활을 하는데 3차선의 도로가 필요하다면 머리에는 10차선으로 되어 있습니다. 여분의 7차선을 예비능이라 합니다. 예비능은 일상생활보다 강도가 세거나 심한 스트레스를 감당하기 위해 준비된 예비 뇌 기능입니다.

　　예비능이 줄어들면서 치매와 비슷한 증상이 가볍게 나타나기 시작합니다. 가벼운 증상인 건망증이 자주 발생해도 가볍게 볼 일이 아닙니다. 잘 아는 사람의 이름이나, 늘 사용하는 물건의 이름이 떠오르지 않을 수도 있습니다. 건망증 말고도, 사고능력, 집중력, 판단력, 결정력, 일 처리 능력 등이 조금씩 떨어지기도 합니다. 성격이나 행동의 변화가 먼저 나타나기도 합니다. 치매가 되면 이런 증상들이 빠르게 심해집니다. 여러 가지 새로운 증상도 생깁니다. 뇌세포가 많이 줄어들고 약해지기 때문입니다. 이런 이유로 치료의 대상이 되는 뇌세포가 많이 남아 있을 때 즉 예비능이 클 때부터 치료를 시작해야 합니다.

　　뇌세포재활치료로 뇌세포를 완벽하게 회복시킬 수는 없습니다. 죽은 세포는 살아 돌아오지 않기 때문입니다. 그러나 떨어진 활성을 조금씩 회복시키는 것은 가능합니다. 치매가 되는 시점에서 뇌세포재활치료를 하면 어떻게 바뀔까요? 지난 글처럼 이해를 돕기 위한 가상의 수치로 설명해 보겠습니다. 치매가 될 때 뇌의 활성이 70%가 떨어졌고 30%만 남은 상태라고 할 수 있습니다. 뇌세포재활치료 효과는 20%라고 가정해 보겠습니다. 30% x 0.2(20%) = 6%. 즉 뇌세포재활치료 효과가 6%로 30%의 뇌 활성이 36%로 회복됩니다.

활성이 36%로 증가하면 뇌 기능이 호전됩니다. 다시 30%로 줄어들 때까지 치매 증상이 사라지게 됩니다. 그러나 치료를 하지 않고 지내면 치매가 진행되어 2년 사이에 뇌의 활성이 1/3로 줄어들 수 있습니다. 이렇게 되면 뇌의 활성이 10%로 떨어지게 됩니다. 이때 치료를 시작하면 즉 치매 치료를 늦게 시작하면 남아 있는 뇌 활성의 20%인 2%를 회복시킬 수 있습니다. 뇌 활성이 10%에서 12%로 회복됩니다. 뇌도 많이 나빠졌고 치료의 효과도 많이 떨어집니다. 치매 증상이 조금 호전됩니다. 반면에 치매가 되기 약 2년 전인 경도인지장애일 때는 뇌의 활성이 40% 정도가 됩니다. 20%가 회복된다면 8% 회복되어 뇌 활성이 48%가 됩니다. 뇌 활성이 48%에서 30%로 줄어드는 시간이 40%에서 30%로 줄어들 때보다 2배 이상 느리게 진행됩니다. 2년 만에 치매가 될 사람이 4년 이상 치매가 되지 않을 수 있습니다. 숫자로 길게 설명해 드렸지만, 한마디로 말해서 뇌세포재활치료를 빨리 시작할수록 좋은 이유입니다.

뇌는 예비능이 있어 평소보다 더 많이 활동하거나 스트레스를 받아도 감당을 할 수 있습니다. 예비능이 줄어도 일상생활에는 지장이 없습니다. 그러나 예비능이 줄면 감당할 수 있는 활동이나 스트레스의 크기가 줄어듭니다. 예비능이 고갈되면 일상생활을 감당하기도 힘들어집니다. 치매가 됩니다. 예비능을 잘 보존해야 치매가 되지 않습니다. 예비능이 많을수록 머리가 좋습니다. 이런 이유로 뇌세포재활치료를 빨리 시작할수록 좋습니다.

젊은 분 중에 사회생활이 힘들고 짜증이 많고 우울증으로 힘들어하시는 분을 치료했을 때 언제 그랬는지 모를 정도로 사회성이 좋아지고 밝아지는 행복한 진료가 이런 경우입니다.

매일 절에 가서 밥 퍼주고
108배 하시는 90대 할머니

좋은 치매 예방법은 열심히 사는 것입니다

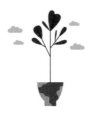

100세가 되셨을 것 같습니다. 90대 중반의 어머니 할머님과 70대 초반의 따님 할머니가 5년 전에 함께 오셨습니다. 다정하셨던 할아버지를 보내드리고 마음이 힘드셔서 몸을 보하고 싶다고 하셨습니다. 100세까지 건강하게 활동하실 것 같다고 말씀드리자 여장군처럼 호탕하게 웃으셨습니다.

할머니는 매일 아침 108배를 하고 불경을 필사하고 절에 가서 따님 같은 할머니들에게 밥 퍼주는 봉사를 하고 계셨는데요. 웬만한 일은 스스로 하시며 가까운 길은 아직도 걸어 다니신답니다. 식욕이 좋아 이것저것 잘 드시지만 소박한 음식을 좋아하며 잠도 잘 주무셨습니다. 특별하게 앓는 병이 없고 건강하다고 하셨습니다. 혼자되신 후 큰 집에서 지내는 것이 적적하지만 감사하는 마음과 하루하루 경배하는 마음으로 지낸다고 하셨는데요. 치료를 받고 힘이 붙어서 봉사하는 것이 더 재미있다고 하셨답니다.

1년쯤 지나고 나이 탓인지 보약이 생각나신다며 두 분이 다시 오셨습니다. 따님에게 "가까운 곳에 이런 명의가 계시는 것도 네 복이다. 게을리하지 말고 자주 찾아뵙고 건강 기운을 얻어 가거라!" 호탕하신 웃음이 조금 부드러워졌지만, 여전히 힘 있는 삶의 모습과 상대를 기쁘게 해주시는 말씀을 제게 선사하고 가셨습니다.

할머니의 사고 구조와 생활 습관은 건강과 치매 예방에 모범답안입니다. 신체가 건강해야 뇌가 건강하고 뇌가 건강해야 신체가 건강한 것은 누구나 압니다. 할머니는 잘 드시고, 잘 배설하고, 열심히 활동하고, 잘 주무셨습니다. 잘 먹는 것은 산해진미를 챙겨 먹는 것도 많이 먹는 것도 아닙니다. 주로 담백한 것을 골고루 때맞춰서 조금 부족하듯이 먹는 것이 잘 먹는 것입니다. 대소변도 잘 보고, 땀도 적당히 잘 나고, 쉴 땐 쉬고, 잘 때는 잘 잔다고 하셨습니다. 누구보다 열심히 사십니다.

열심히 사는 것이 중요합니다. 육체적으로도 머리로도 마음으로도 열심히 살아야 합니다. 우리는 머리를 많이 쓰지만, 마음을 잘 닦지 않고, 육체적 움직임이 많이 모자랍니다. 100세를 바라보는 할머니는 젊은이가 하기도 힘든 108배를 평생 해오셨습니다. 나이 들면 관절이 나빠서도 하기 힘듭니다. 할머니는 젊어서부터 단련하였기 때문에 지금도 가능하십니다. 불경도 필사하고 밥 퍼주는 봉사도 하면서 정신도 마음도 열심히 닦아오셨습니다. 지금도 진행 중입니다.

바로 이것입니다. 나이 들어도 열심히 사는 것이 중요합니다. 무리하라는 이야기가 아닙니다. 편안하고 안락함을 쫓기보다 조금 더 불편하고 조금 더 힘들게 사는 것이 좋습니다. '너무 많이 더'가 아닌 '조금 더' 열심히 살아야 합니다. '조금 더'는 몸에 크게 무리가 되지 않는 범위, 몸을 혹사하지 않는 범위를 말합니다. 나이 들면 마음으로 몸의 한계를 만드는 경우가 많습니다. '조금 더'를 너무 적게 생각할 수 있습니다. '조금 더'가 생각보다는 더 많기도 합니다. 오히려 약간 무리해 보일 때까지입니다. 이런 이유로 마음을 젊게 가꾸는 것부터 시작해야 합니다. 나이 들면서 힘들다고 할 수 있는 기준을 낮추고 손을 놓으면 안 됩니다.

치매를 예방하고 건강하기 위해서는 잘 먹고, 잘 자고, 열심히 머리를 단련하고, 열심히 운동하고, 열심히 사회활동하고, 술 담배 멀리하고, 크고 작은 뇌 손상을 예방해야 합니다.

100세 할머님 응원합니다!

효자 아들의 지극한 마음

말기 치매도 치료가 필요합니다

효자 아들입니다. 환갑을 갓 넘긴 분으로 독신으로 지내며 작은 지방대학 총장까지 하신 분이십니다. 바쁘고 혼자 살다 보니 아흔이 넘으신 어머니를 요양원에 모실 수밖에 없었습니다. 하지만 항상 어머니가 걱정되어 바쁜 중에도 매일 아침저녁으로 들여다보는 효자입니다.

어머니는 치매 말기입니다. 매일 찾아오는 아들도 몰라보기 일쑤입니다. 총장님은 어떻게 해서라도 어머님의 상태를 조금이라도 호전시키고 싶습니다. 식사라도 잘하시고 아들을 제대로 알아보시게 하는 것이 소망이었습니다. 총장님의 간절한 마음을 위로하기 위해 함께 요양원으로 갔습니다. 요양원의 깔끔한 환경이 마음을 편하게 해주었습니다. 어머님은 총장님을 알아보았고 왕진 왔다는 말을 이해하시는 듯 환하게 웃으셨습니다. 대부분 말기는 약을 잘 드리지 않습니다. 좋아지는 효과가 약하게 나타나기 때문입니다. 총장님도 이런 내용을 잘 알고 계셨습니다.

이와 비슷한 분이 있었습니다. 말기치매이신데 말도 못 하시던 분이었습니다. 매주 자식들이 어머니를 뵈러 갔습니다. 다른 자식과 달리 막내아들은 삶이 어려워 문병을 안 온 지 오래되었답니다. 약을 드시고 호전되자 어머님께서 막내가 안 온 것을 아시고는 "왜 삼남이는 오지 않느냐?"라고 하셨답니다. 말씀을 못 하시던 분이 이렇게 말씀하시자 모두가 놀라고 좋아했다고 합니다.

말기에 한약이 큰 의미는 없지만 조금은 도움이 됩니다. 총장님께서 어머님의 맥을 짚고 약을 해드리려 했더니 탕약은 잘 삼키지 못하시니 환약으로 부탁했습니다. 환약은 약의 양이 적어 충분한 효과를 내기 어렵습니다. 잘 삼키지 못하는 것은 목의 근육이 마음대로 잘 움직이지 않아서입니다. 뇌가 약해지고 삼키는 기능이 손상되었기 때문입니다. 환약을 보내드린 한 달 후 연락이 왔습니다. 어머님이 아드님을 잘 알아보시고 식사도 잘하신다고 고맙다는 전화였습니다. 이후 몇 달간 약을 보내 드렸습니다. 총장님의 지극한 마음이 환약을 통해 어머님께 전달된 것으로 생각되었습니다. 환약의 효과도 있지만 매일 약을 드시는 것 자체로도 어머님의 무의식에 있는 삶에 대한 의지를 깨운 것으로 생각되었습니다. 총장님의 지성에 하늘이 감동했습니다.

말기치매는 대소변을 가리지 못하고 식사를 못 해 밥을 먹여드려야 하며 기본적인 생활도 스스로 하지 못하고 감각도 둔해지고 근육도 굳어져 대부분 누워서만 지내게 됩니다. 말하는 능력도 떨어지고 의미 없는 말을 웅얼대기도 합니다. 잘 움직이지 못해 욕창이 생기기 쉽고, 삼키기 쉽지 않아 흡인성 폐렴이나 탈수가 되기 쉽습니다. 면역력이 떨어져 있는 상황에 기저귀를 차야 하므로 요도감염이 잘 생길 수 있습니다. 초반부에는 매일 보는 자식이나 배우자를 알아보지만, 후반부로 가면 몰라보는 것은 물론이고 자신이 누군지도 잘 모르게 됩니다. 이런 이유로 치매 말기가 되면 치료보다 간병을 잘해야 합니다. 그러나 간병하는 입장은 다릅니다. 그래도 누군지 알아보는 것과 모르는 것은 차이가 큽니다. 자식이나 배우자를 알아보시거나 식사를 잘해주시는 것이 간병하는 데 큰 힘을 줍니다. 말기 치매 환자에게도 삶의 질이 있습니다.

때로는 치료로 얻게 되는 조그만 증상 호전이 가족에게는 큰 위안입니다.

노후의 삶이
중요하지 않을까요?

외면하거나 왜곡된 낙관이 화를 부릅니다

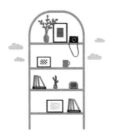

중요한 내용이라서 계속 반복해서 하는 이야기입니다. 속도가 다를 뿐 누구나 기억력이 떨어지고 있지요. 처음에는 워낙 조금씩 떨어지므로 떨어지고 있다는 것을 모를 수 있답니다. 어느 시점에 이르면 차츰 소소한 건망증이 심해지고, 건망증의 정도가 심해지는 것을 느끼는 주관적인지장애를 거치고, 남들도 이런 사실을 알게 되는 경도인지장애를 거치면서, 일상생활도 남의 도움 없이 하기 힘들어지면서 치매가 됩니다. 이렇게 진행되는 것은 포탄이 수평으로 날아가다가 포물선을 그리며 떨어지는 것과 비슷하게 진행됩니다. 기억이 떨어지는 표가 나기 시작하면 점점 더 빠르게 떨어집니다.

우리는 치매가 가장 무서운 병이라고 말합니다. 그러나 막상 본인에게 다가오고 있는 치매에 대해서는 안일하게 생각합니다. 진료실에서 뵙는 많은 분이 그러합니다. 특히 환자는 보호자가 생각하고 기대하는 것보다 매우 가파르게 나빠지고 있습니다. 치매는 지금까지 나빠지던 속도보다는 훨씬 빠르게 악화합니다. 치료로 많이 호전되었다고 하여도 점점 나빠집니다. 병 자체가 심하다고 할 정도로 점점 빠르게 나빠지는 병입니다. 치료로 많이 호전되었어도 치료를 중단하게 되면 금방 나빠집니다. 워낙 남아있는 뇌세포의 수가 적고 약해져 있기 때문입니다.

80대 중반의 노신사는 다발성뇌경색치매, 알츠하이머 치매로 치료를 받았습니다. 치료 3, 4개월이 지나면서 많이 호전되어 골프를 치러 가셨습니다. 많이 호전된 것은 막혔던 도로가 조금씩 풀리는 것과 같지만, 일상과 다른 생활인 골프를 치는 것은 겨우 풀려가는 도로에 차들이 몰려드는 것과 같습니다. 바로 도로가 막히듯이 겨우 회복되던 인지기능이 막히고 말았습니다. 다시 증상이 회복되었지만, 치료를 계속 받아야 지금의 기능이라도 유지할 수 있었습니다. 보호자는 계속 치료해야 하는 것을 이해하지 못했습니다.

보호자도 치매는 아니지만 경도인지장애입니다. 특히 이해력과 판단력이 많이 떨어졌습니다. 환자도 문제지만 보호자의 앞날도 걱정이 되었습니다. 제 진료 소견을 설명해드리고 치료를 권했습니다. 보호자는 제대로 이해하지 못하셨고 당신이 치료를 받아야 한다는 것을 받아들이지 못했습니다. 환자의 치료도 연장하지 않았습니다. 골프를 치게 된 것으로 만족한다고 하셨습니다.

이런 현실을 받아들이지 못하는 이유는 치매를 무서워하면서도 자신이 치매로 가고 있는 현실을 외면하거나 가공해서 받아들이기 때문입니다. 왜곡된 낙관을 하기 때문입니다. 경도인지장애 정도로 기억력이 많이 떨어졌는데도 '설마 내가 치매가 되겠어? 나 멀쩡한 데!' 이렇게 생각을 하기 쉽습니다. 환자에 대해서도 계속 나빠진다고 말씀드려도 받아드리지 못합니다. '지금 많이 좋아졌으니까 이대로 쭉 유지 될 거야!' 나빠진다는 것은 알지만 실감은 못 합니다. 지금 보호자처럼 치매로 가고 있는데도 몰라서 또는 믿기지 않아서 외면하거나, 보고도 보지 못할 수도 있습니다. 외면하거나 왜곡된 낙관이 화를 부릅니다. 이처럼 정말 중요한 치료 타이밍을 놓치는 경우가 허다합니다. 그리고 치매 환자에게도 삶의 질은 치료해드리기 나름입니다. 의사로서 안타까운 일이 아닐 수 없습니다.

다시 강조하지만, 치매는 초기에 발견하는 것도 중요하지만 더 중요한 것은 경도인지장애, 경도인지장애보다는 주관적인지장애나 그 이전부터 치매 예방을 위한 적극적인 노력이 필요합니다. 좋은 치료 시기를 놓치고 치매로 진행되었더라도 적극적인 치료가 필요합니다. 비록 치매는 완치가 되거나 진행을 멈출 수는 없더라도 말입니다. 삶의 질을 유지하는 데 도움이 되기 때문입니다.

노후의 삶이 중요하지 않을까요?
중요합니다. 치매 예방 노력을 적극적으로 해야 합니다.

치매 환자는 포기해야 할까요?
아닙니다. 치매 환자도 적극적인 치료가 필요합니다.

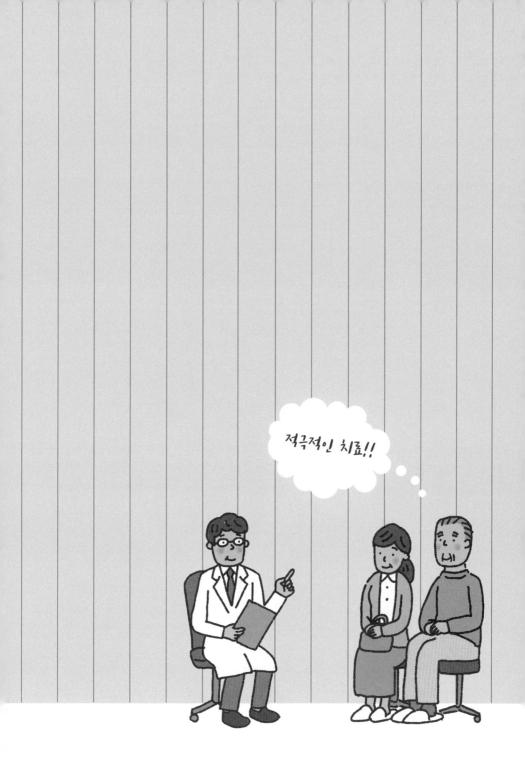

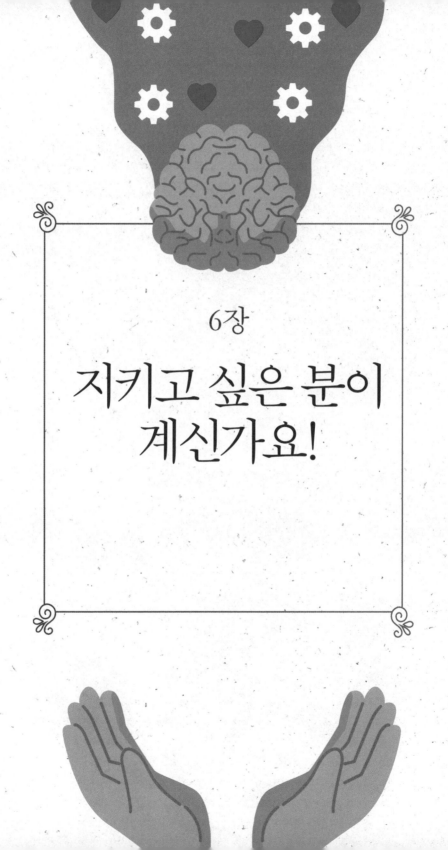

6장

지키고 싶은 분이 계신가요!

많은 사람 앞에서도
당당합니다

뇌세포재활치료는 모든 세포를 재활시킵니다

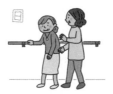

　세계무대에서 일하시는 70대 어른의 이야기입니다. 평생 여러 나라를 다니시며 활동하시며 고생을 많이 하셔서 여기저기 아픈 곳이 많습니다. 전국은 물론 세계 여러 나라를 무대로 일 년 내내 꽉 찬 스케줄은 70대 어르신이 해내기는 여간 힘든 일정이 아닙니다. 자기 관리가 철저하십니다. 세미나 크기가 워낙 대형이라 신경 쓸 것이 많습니다. 젊은 사람에게도 벅찰 일입니다. 의지로 강행하시지만 여기저기서 몸이 반란을 일으키고 있었습니다.

　특히 허리통증과 어깨의 통증이 심합니다. 잘 붓고 불면이 심하며 무엇보다 황반변성으로 보행이 부자연스러웠습니다. 황반은 물체의 상이 만들어지는 망막의 중심부입니다. 바라보는 물체가 어둡게 보이기 시작하며 주변의 물체는 그대로 보입니다. 이런 이유로 중심 시야부터 나빠지기 시작합니다. 처음에는 물체가 삐뚤삐뚤해 보이기 시작하다가 중심부부터 어두워지기 시작합니다. 치료로 안과에서 스테로이드 주사를 맞을 때도 있지만 요즘은 주로 항체를 안구 내로 주사를 맞습니다. 오래전부터 매달 한 번씩 안구에 주사를 맞고 계셨답니다.

처음 진료했을 때 옆으로 바라보셨습니다. 옆에 있는 다른 사람을 보는 것 같지만 저를 살피고 계셨던 것입니다. 혼자서 걷지 못하여 비서의 팔짱을 끼고 오셨습니다. 치료가 거듭되면서 점차 앞으로 바라보시기 시작했습니다. 완전 정면으로 바로 보지는 못하지만, 처음보다는 많이 좋아진 상태에서 편하게 대화를 하게 되었습니다. 게다가 혼자서도 걷게 되셨습니다. 주사의 효과에 뇌세포재활치료의 효과가 더해진 것으로 보였습니다. 일전에 초기 황반변성환자를 뇌세포재활치료 한약과 눈을 밝게 하는 한약으로 완치시켜드린 분이 있습니다. 중간중간에 치료받으면서 거의 10년이 되어 가지만 지금도 시력에는 별문제가 없습니다. 종일 책이나 컴퓨터를 보는 교수인데 좋아진 눈을 잘 관리하고 계십니다. 실명할 거라고 가망 없다고 했던 안과 의사도 의아해합니다. 황반변성은 새로운 혈관이 만들어지면서 악화합니다. 70대 어른이 맞았던 주사는 이에 대한 치료입니다.

뇌세포재활치료는 약해진 세포를 재활시킵니다. 뇌세포뿐만 아니라 우리 몸의 모든 세포를 재활시킵니다. 안티에이징이 됩니다. 머리카락이 새로 나고 굵어지며, 피부 주름이 펴지고, 신장기능이 회복되고, 간 기능이 회복되며, 빈혈이 호전되고, 적혈구의 비정상적인 모양이 정상으로 돌아옵니다. 시력이 좋아지고 이명이 없어지기도 합니다. 이런 것처럼 망막세포와 시신경과 시각중추 시각연합영역 등 세포의 활력이 회복됩니다. 시력이 호전되는 이유가 됩니다.

그리고 눈을 밝게 하는 한약은 교감신경흥분을 줄이고 어혈을 없애고 염증을 줄이고 눈에 좋은 성분이 많이 들어있는 한약으로 구성되어 있습니다. 교감신경이 과흥분하면 눈이 영향을 많이 받습니다. 눈의 열감이나 충혈이 생기고 오래되면 백내장, 녹내장, 황반변성, 망막박리, 비문증 같은 질병을 일으킵니다. 한의학에서는 이런 것을 간의 열로 보고 있습니다. 눈을 간의 规竅(구멍 규)라하며 간의 증상은 눈으로 나타납니다. 교감신경의 흥분을 줄이면 눈의 열이 내려가면서 필요한 혈액이 줄어듭니다. 신생혈관이 덜 필요하게 됩니다. 어혈과 염증이 생기면 혈액공급이 방해를 받기 때문에 새로운 혈관이 만들어지는 측면도 있습니다. 어혈과 염증을 없애도 신생혈관이 덜 필요하게 됩니다. 이런 이유로 눈을 밝게 하는 한약도 도움이 되었을 것으로 봅니다.

난치병도 미병도 인식의 한계인 벽을 허물어야 합니다. 벽 넘어 있는 세계가 덜 명확하게 보여도 벽을 허물어야 보입니다. 과학적 인식의 저편이 완벽하게 보이지 않는다고 그런 세계가 없는 것으로 받아들이면 벽으로 인한 한계에 갇히고 맙니다. 난치병과 미병이 해결되지 않습니다.

자연은 참으로 오묘하고 신비스럽습니다.

이젠 공부도 잘해요!

한의학적으로 보면 틱장애는 기의 흐름이 막힌 기체로 인한 병입니다

5초 간격으로 머리를 크게 흔들어 댔습니다. 누구라도 알 수 있는 틱장애 아이입니다. 초등학교 4학년이지만 아이큐는 70이랍니다. 아이 아빠는 유명 대학 출신 박사로 어릴 때부터 수재라는 이야기를 들었다고 합니다. 선보는 날도 졸았던 남편이지만 똑똑하고 착한 사람이라 결혼했다던 부인의 조카입니다. 남편은 손님과의 식사 자리에서 졸다가 의자에서 떨어지면서 다친 허리에 침 맞으러 왔었던 분입니다. 초등학교 때부터 졸았던 남편의 문제가 해결되자 이번에는 틱장애 조카를 데리고 왔습니다. 아이의 어머니도 살짝살짝 틱 증세를 보여 함께 치료하게 되었습니다.

아이는 초등학교 들어가기 전부터 틱이 생겼습니다. 치료를 받았지만 낫지 않아 치료를 제대로 하지 않고 있었습니다. 머리를 갑자기 반복적으로 불규칙하게 뒤로 크게 흔들어 댔습니다. 이상한 소리를 내는 음성 틱이 아니고 운동 틱으로 고개를 크게 뒤로 젖히는 단순 동작을 5초 간격으로 쉴 새 없이 합니다. 단순 틱이지만 복합 틱처럼 긴장하면 더 심해집니다. 정말 보기에도 안쓰러웠습니다. 얼마나 아플까 하는 생각에 마음이 아팠습니다.

틱은 뇌의 기질적 병이라기보다는 심인성 질환에 가깝습니다. 신체 부위의 이상한 느낌이나 불편한 느낌 또는 정신적 불편함을 해소하기 위해서 발생합니다. 나타나는 증상에 따라 운동 틱과 음성 틱으로 구분됩니다. 틱의 양상에 따라 단순 틱과 복합 틱으로 구분됩니다. 세분하면 틱은 단순 운동 틱과 복합 운동 틱 그리고 단순 음성 틱과 복합 음성 틱으로 구분이 됩니다. 단순 운동 틱은 눈을 깜빡이거나, 고개를 젖히거나, 어깨를 들썩이거나, 다리를 떨거나, 얼굴을 실룩거리기도 합니다. 갑자기 의미 없는 단순한 동작을 반복적으로 일으키는 경우입니다. 복합 운동 틱은 단순 운동 틱보다 많은 근육의 움직임을 보이며 비교적 오래 지속됩니다. 가슴을 때리거나, 다른 사람이나 바닥을 차거나, 남의 행동을 반복적으로 흉내 내거나, 이상한 몸짓을 보일 수 있습니다. 단순 음성 틱은 큼큼거리거나, 훌쩍거리거나, 그르렁거리거나 하는 소음을 내는 경우가 많습니다. 복합 음성 틱은 이상한 소리를 내뱉거나, 메아리처럼 반복적인 말을 하거나, 욕 같은 말을 내뱉기도 합니다. 정신적 불편함을 해소하기 위한 경우 복합 틱 형태로 나타나는 경우가 많지만 단순 틱도 긴장하면 심해집니다.

한의학적으로 보면 틱장애는 기의 흐름이 막힌 기체로 인한 병입니다. 기체는 스트레스와 같은 말입니다. 기가 체한 것이 시간이 지나면서 습, 담, 열, 풍으로 변할 수 있습니다. 습은 부종, 담은 독소, 습담은 염증, 열은 예민해지고 흥분성이 증가한 것, 풍은 유사 중풍으로 신경 증상을 이야기합니다. 틱은 담, 열, 풍의 증상입니다. 뇌가 약하면 이런 기의 변화가 빠르게 진행됩니다.

아이는 치료 한 달 만에 호전되기 시작했습니다. 틱이 줄어들고 차분해지기 시작했습니다. 공부도 열심히 하기 시작했습니다. 6개월 치료가 끝난 뒤 일 년이 지나 연락이 왔습니다. 틱은 완전히 없어졌으며 공부도 잘하고 있다고 했습니다. 아이에게 뇌세포를 재활하는 한약과 담, 열, 풍에 대한 한약으로 치료했습니다. 뇌세포가 재활이 된 것으로 추측되었습니다. 뇌의 미세한 기질적 병이 있으면 즉 뇌가 약하면 기체를 이길 힘이 약합니다. 담, 열, 풍만 치료하면 다시 재발하기 쉽습니다. 그러나 뇌가 튼튼해지면 기체를 이길 힘이 강해지기 때문에 재발이 쉽게 되지 않습니다. 1년 동안 재발이 없고 공부도 잘하게 되었습니다. 아이의 뇌가 좋아졌기 때문입니다.

아이에게 받은 크리스마스 카톡 문자는 잊을 수 없는 기쁨으로 남아 있습니다. 의사가 되길 정말 잘했습니다.

동영상 찍어서
널리 알려주시라요!

뇌세포의 종류

연변에서 오신 분의 이야기입니다. 저희 장모님을 간병하셨던 분입니다. 집을 떠나 멀리서 힘들게 지내셨습니다. 알뜰하고 열심히 일하는 분으로 조금이라도 따뜻하게 해드리고 싶은 마음이 들게 하는 분이었습니다.

장모님은 고향이 개성인 이북 분이라서인지 그분을 친척처럼 의지하는 것 같았습니다. 중국에서 문학 대학원까지 다녀 교양이 높고 인품이 좋아 장모님의 마음에 드셨던 모양입니다. 치매 환자인 장모님은 실족 사고로 고관절을 수술하고 재활 치료 중이셨습니다. 거동까지 불편하여서인지 기대시는 마음이 가족 이상이었습니다. 더

구나 깔끔하고 알뜰하고 진심으로 위하는 마음이 치매 환자인 장모님에게 전해지고 있었습니다. 치매 환자도 알 것은 다 압니다. 진심으로 잘하는지 가족들이 보는 앞에서만 잘하는 척하는지를 압니다. 마음에 안 들면 잠을 자지 않거나 불안해하거나 막무가내인 이상행동을 합니다. 장모님께서 많이 호전되는 것을 보시자 하루는 제게 "저도 약 좀 주시라요! 치매 예방하게!"라고 했습니다. 이렇게 치료가 시작되었습니다.

두통으로 고생하시는 분을 만나면 먼저 떠오르는 분입니다. 치매 예방치료를 하였습니다. 대학원도 졸업하고 사업도 하시다 실패해서 돈 벌러 한국에 오신 분입니다. 천 원짜리 한 장도 소중하게 여기시는 분이셨습니다. 건강을 위해 쉽게 돈을 쓸 수 있는 형편이 아니었습니다. 그런데도 한약을 드셨습니다. 물론 형식상의 치료비로 해드렸지만 그래도 그분에게는 큰돈일 수밖에 없었습니다. 아무리 돈이 소중해도 치매를 예방하는 것이 더 소중하다는 것을 너무나 잘 알고 계셨던 것입니다. 처음 와서 하신 일이 치매 환자를 간병하는 일이었습니다. 고위직 공무원이셨고 덕망 높았던 분이 형편없이 무너져가는 것을 옆에서 7년간 지켜보셨답니다. 돈보다 우선이 치매 예방이라고 여러 번 말씀하셨습니다. 그런데 보너스가 생긴 것입니다. 두통이 사라진 것입니다.

삼 개월 후, "머리가 어떻게 아픈지 손을 댈 수가 없어 그동안 머리를 제대로 감지 못했어요. 어려서부터…." "이케 머리를 비누칠하면 긁어야 하디 아나요? 하디만 손만 닿아도 어케 아픈지 엄두도 못 냈시여!" "사실은 중국에서 차마 말할 수 없는 것까지 먹어봤시여!" "조금 나아지는 것 같았지만 시간이 지나자 또 마찬가지…." "얼마나 고생했는지 몰라요!" "사실 약 먹고 처음 한 달 동안 머리가 깨질 듯 아파 혼났시여! 하지만 고저 참았디요. 어카같어? 할마니 낫는 거 보면, 죽는 거 아니고서야, 참아야 할 꺼 아니갔어? 얼마나 아픈디 고저 죽는 줄 알았시여! 천둥 번개가 머리를 내리까는 것 같았시여!" "낫는 걸로 생각하고 참았시요!" 이제는 머리가 맑아 날아갈 것 같고 머리를 막 때리고 누르고 두드려도 끄떡없다고 하셨습니다. 신기해서 매일 머리를 감아 본다고 하며 웃으셨습니다. "내가 다 말할 테니 고저 찍으시라요! 아픈 사람들한테 보여주고 알려 주시라요!" 40년 된 두통이 감쪽같이 사라졌다고 동영상 촬영을 기쁘게 촬영해 주셨던 분입니다.

아직도 제 컴퓨터에 여사님의 동영상이 있습니다. 어느 날, 잘 계시는지 궁금하여 전화를 해보았습니다. 지금은 자리 잡았고 가족도 모두 중국에서 나오셔서 함께 살고 계신다고 했습니다. 구청에서 청소를 맡아서 한다며 씩씩한 목소리로 자랑하셨습니다. 잊지 않고 반갑다고 하시면서 여쭤보는 제 안부에 "일 없시여! 고저 일 없시여!

머리가 말짱하니 일 없시여! 고맙수다!"

두통 치료를 위해 안 해본 것이 없다고 하지만 최고의 치료를
다 받아보았다고 할 수는 없습니다. 제대로 진찰받고 제대로 치료를
받아보았다고 할 수는 없지만 분명 고질이었습니다. 그런데 뇌세포
재활 치료로 40년이나 된 고질이었던 두통이 사라진 것입니다.

건강하시고 행복하시길 바라는 마음입니다.

더 이상 울지 않겠어요

태교와 시냅스

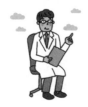

"코로나19가 우리 아이 살렸어요!" 중국으로 가는 길이 막히자 저에게 치료받기 위해 찾아왔습니다. 국내에서 유명한 대학병원 몇 곳에서 자폐증으로, 지적 발달장애로, 과 행동 증후군 등으로 진단을 받고 치료했으나 차도가 없었다고 합니다. 초등학교 2학년인 둘째 아들을 위해 중국의 유명 한의사에게 매달 치료를 받으러 다녔습니다. 잘 낫지 않던 손바닥 발진을 치료받았던 제 환자분 소개로 오셨습니다. 아이는 말을 잘 못하지만, 눈빛이 아름답고 아역 배우를 하면 좋을 정도로 뛰어난 외모를 가졌습니다. 두려움이 가득 찬 아이는 말을 더듬으면서 신음 수준의 소리를 내었습니다. 잠시도 가만히 있지 못하고 책상 위에 낙서해댔습니다. 온 병원을 뛰어다녔습니다. 모든 책상이 아이의 도화지였습니다.

아이는 예정일보다 3주 빠른 임신 9개월에 제왕절개수술로 태어났습니다. 생후 1개월에 한쪽 신장이 약하다는 소리를 들었습니다. 생후 18개월쯤 해외 근무를 위해 부부가 아이를 친정에 맡기고 떠나야 했습니다. 이후 외할머니가 아이를 잠깐 잃어버려 찾는 동안 아이가 심하게 놀란 적이 있다고 합니다. 6개월 뒤에 부모가 아이를 데리고 가서 키웠습니다. 만 4살 이후에 성장이 되지 않는 것이 눈에 띄면서 귀국하여 치료를 받기 시작했습니다. 만 6세가 되어 대소변을 가리기 시작했고 말귀를 조금씩 알아듣기 시작했습니다. 지금은 만 8세로 작년에 초등학교에 들어갔지만 모든 것이 또래에 비해 느립니다. 찻길이나 가스레인지가 위험할 수 있다는 것을 잘 알지 못합니다. 행동이 산만하고 잠시도 가만히 있지 못합니다. 외할머니의 마음 또한 아픕니다. 아이가 외갓집에 있을 때 잠시 잃어버렸던 것이 원인이 된 것이 아닌가 하는 생각이 들기 때문입니다.

태교가 중요하다는 이야기를 합니다. 태아를 교육한다는 말의 줄임이지만 임산부의 건강과 마음가짐과 태아와의 교감이 중요합니다. 태교는 임신하기 전부터 시작해야 한다는 말을 합니다. 임신 전에 좋은 아기를 갖게 해 달라는 기도도 중요합니다. 기도는 좋은 아기를 갖기 위한 마음의 준비입니다. 임신 중 태교는 너무도 중요합니다. 특히 임신 후반부는 태아의 뇌에 시냅스가 만들어지기 때문에 매우 중요합니다. 태교는 임신 중에도 중요하지만, 출산 이후가 더 중요합니다. 부모의 바른 몸가짐과 밥상머리 교육이 태교이며 지식 교육보다 중요합니다. 언어와 관련된 시냅스는 임신 후반부부터 만들어지기 시작해 돌 전에 왕성하게 연결되며 만 6세가 지나면서 새로운 연결이 거의 멈춥니다. 감각과 관련되는 시냅스는 언어보다도 더 빨리 시냅스가 만들어집니다. 돌 전에 엎고 품고 키우는 따뜻한 스킨십과 눈 맞춤 옹알이를 받아주는 것이 매우 중요합니다. 업어서 키운 아이, 따로 재우지 않고 엄마 품에서 키운 아이가 정신건강이 좋습니다.

아이의 부모가 태교를 잘못한 것은 없지만 부모와 떨어지고 잃어버리고 했던 정신적 충격이 아이의 성장에 영향을 끼친 것으로 보였습니다. 잠시도 엄마와 떨어지려 하지 않았습니다. 아이에게 뇌 발달을 위해 한약을 정성스럽게 만들어 주었습니다. 치료한 지 일 년이 다가옵니다. 진료하러 오면 눈도 맞추고 이름도 이야기하고 많이 차분해졌습니다. 책상에 낙서도 하지 않고 제 무릎에 앉기도 합니다. 느리게 표현하지만, 학교에서 배운 것을 알기 시작했습니다. 어머니도 외할머니도 얼굴의 주름이 조금은 펴졌습니다. 어머니는 더 이상 울지 않겠다고 했습니다. 감사한 일입니다.

아이의 성장을 보면서 치료하는 저는 세상에서 가장 행복한 의사 한의사입니다.

우리 어머니 오래 사셔야 해요

여기저기 형언할 수 없는 고통은 뇌가 나빠졌다는 징조입니다

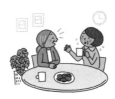

해가 바뀌어 가면서 더 애가 타는 형제가 있습니다. 3년 전 부산에서 어머님을 모시고 오는 회계사님입니다. 서글서글하고 농담도 재치 있게 잘하시며 안부 전화를 편하게 자주 주고받는 분입니다. 아들 삼 형제 키우시며 고생을 많이 하신 어머님이라고 부탁한다는 말씀을 자주 하십니다. "우리 어머니 오래 사셔야 해요!" "진찰해도 어머님의 병을 알지 못합니다!" 평생 바쁜 식당을 운영하셔서 잠시도 쉬지 못하셨고, 여기저기 아프시지 않은 데가 없지만, 병원에 가보아도 뚜렷한 병이 없다는 이야기만 듣는다고 합니다. 효자의 마음은 애가 탑니다.

식당을 그만두신 지 제법 되었고 지금은 텃밭을 가꾸실 때가 가장 행복한 때라고 하십니다. 해가 지기 전까지 밭에서 흙을 만지시니 건강에 좋은 환경입니다. 햇볕 쬐는 밭일 덕분인지 비교적 건강해 보이셨습니다. 많은 사람과 부딪치며 사셨지만, 품성이 곱디곱습니다. 깔끔한 옷매무새와 품격은 한국의 어진 어머니상 그대로십니다. KTX 타고 오시느라 새벽부터 서두르셔서인지 저를 보러 오시면 한잠 주무시고 가십니다.

연로하시고 긴 여행을 하여 당연히 피곤하실 수 있습니다. 피곤함을 느끼는 것도 뇌가 하는 일입니다. 뇌가 튼튼하면, 피곤하지 않습니다. 별문제가 없다고 하지만 뇌의 여기저기가 많이 약해진 것입니다. 기분과 관계되는 뇌가 약해지면 기가 딸리고 우울증이 생깁니다. 노인성 우울증이 생기면 여기저기 아프다고 합니다. 노인성 우울증 때문에 여기저기가 아픈 것이 아닙니다. 뇌의 여러 부분이 약해졌기 때문에 표현하기 어려운 이상 감각이 생기거나 아픕니다. 기가 딸리는 것도 이상 감각의 원인입니다. 그렇기에 진찰해도 진단이 나오지 않습니다. 여기저기 아픈 것도 일종의 경도인지장애입니다. 아드님은 이런 것을 자세히는 모르지만 해마다 어머님의 약해지는 모습과 기억력이 떨어지는 것을 느끼기 때문에 마음이 안타까운 것입니다. 해마다 약해지고 치매의 언저리로 가고 계심을 느낀 것입니다. 회계사님은 똑똑하시기 때문에 치매가 되기 전에 미리 치료해야 하는 것을 알고 있었던 것입니다. 참으로 지혜로우신 분입니다.

70대 80대 부모님을 모시는 분께 권해드리고 싶은 치매 예방치료 모범 모델입니다. '치매이다 아니다'가 중요한 것이 아닙니다. 부모님의 질 높은 노후를 지켜드리기 위해서라도 건강관리가 필요합니다. 자주 강조하는 말이지만 건강관리의 핵심은 뇌 건강의 회복입니다. 뇌가 좋아지면 많은 잡다한 병이 사라집니다. 치료를 받으면 크게 도움이 됩니다. 특히 경도인지장애는 보호자나 자식이 적극적으로 나서야 합니다. 경도인지장애가 되면 치료의 필요성을 느끼지 못하고 스스로 치료받을 능력이 점점 약해지기 때문입니다. 결정할 수 있는 여력이 없어집니다.

어머님은 치료로 기운이 나시고 잡다하게 아프신 것도 많이 줄었습니다. 기억력도 호전되시고 텃밭 일도 더 재미나고 사람도 만나기 시작했습니다. 뇌세포가 재활 되었기 때문입니다.

혼자 사시는 어머님께 세 아드님이 번갈아 방문하는 모습, 훈훈합니다.

남편을 소중하게 여기는
지혜로운 부인의 이야기

우울증은 뇌세포가 약해진 병입니다

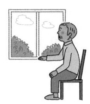

47세인 대표는 오랫동안 우울증약을 복용하고 있었습니다. 우울증이 시작되면서 회사를 그만두었고 이후 개인사업을 하는 둥 마는 둥 하면서 10년의 세월이 흘렀습니다. 최근에 몸이 허약해지고 여기저기 아픈 곳이 많아져 몸을 보해드리겠다고 부인이 모셔왔습니다. 우울증이 심해진 것입니다.

우울증의 발병 원인은 정확하지 않습니다. 뇌의 신경전달물질인 세로토닌, 노르아드레날린, 도파민, 엔돌핀 등이 부족하여 우울증 증상이 나타나는 것으로 알려져 있습니다. 갑상선기능저하증, 성장호르몬 부족, 부신호르몬 부족 등의 내분비계 질환과, 자율신경계의 이상과, 면역계의 질환도 원인으로 알려져 있습니다. 유전적인 영향을 받으며, 평소 내성적인 성격의 소유자에게 잘 생기는 편이며, 심한 스트레스를 겪은 후 갑자기 발생하기도 합니다.

우울증을 한의학에서는 기허증이라 합니다. "기가 세다!" 또는 "기가 허하다!"라는 말을 할 때가 있지요. 기는 에너지라는 말과 같습니다. 기가 허하면 기분이 가라앉아 우울증이 됩니다. 기분만 가라앉는 것이 아닙니다. 하고 싶은 것이 없어지고 하고자 하는 의욕도 떨어집니다. 기가 부족하면 집중하기 어렵고 긍정적인 생각도 하기 힘들어집니다. 멍해지거나 둔해지며 잡념 또는 부정적 생각에 사로잡히게 됩니다. 또 기가 부족하면 잠으로 들어가는 에너지 부족으로 잠이 들기 어렵습니다. 잠에서 깨어날 수 있는 에너지 부족으로 잠에 취할 수도 있습니다. 에너지가 부족하면 세포 안팎의 전위차를 유지하지 못해 신경이 예민해지면서 아픈 곳이 많아집니다.

기가 부족하면 신체적 활동이나 사회적 활동도 힘에 부치게 됩니다. 평소 기가 약한 사람은 활동적이지 못하고 내성적 성격이 됩니다. 내성적 성격으로 활동을 줄이면 기를 생산하는 기능이 점점 위축되어 쉽게 기허증이 됩니다. 우울증이 되기 쉽습니다. 심한 정신적 충격을 겪은 후에도 우울증이 잘 생깁니다. 한의학에서는 양이 극도로 심해지면 음병陰病이 되고 음이 지나치면 양병陽病이 된다고 합니다. 긴장으로 교감신경이 극도로 흥분하여 한계를 지나치면 교감신경은 자극이 더 되지 않고 부교감신경이 자극되면서 기가 부족해지고 우울증이 됩니다.

대표에게 기허증을 치료하는 한약과 뇌세포의 활성을 회복시키는 한약으로 치료를 시작하였습니다. 여기저기 아픈 곳과 피곤한 것이 사라지고 힘과 의욕이 생기면서 우울증이 말끔히 사라졌습니다. 우울증은 주로 뇌세포가 약해졌기에 생깁니다. 뇌세포가 약해진 것을 검사로 알 수 있는 상업적 방법이 현재까지는 없습니다. 마찬가지로 뇌세포의 활성이 회복된 것을 알 수 있는 검사도 없습니다. 우울증이 좋아지고 인지 기능이 호전된 느낌이 치료 후에도 오래 유지됩니다. 뇌세포의 활성이 호전되었다는 것을 의미합니다, 우울증이 오래되면 뇌세포가 많이 약해집니다. 치료 후에도 정기적인 보강 치료가 필요합니다. 뇌세포가 활성을 회복하여도 정상 뇌세포보다 약하기 때문입니다.

우울증이 잘 낫지 않으면, 기허증을 치료하는 한약으로 치료해 보시기를 권합니다. 신경전달물질도 에너지가 있어야 만들어집니다. 기가 부족하면 신경전달물질이 부족해지고 우울증이 되기 쉽기 때문입니다. 우울증을 앓는 사람 자신은 치료해야 한다는 결정을 하기 쉽지 않습니다. 배우자나 보호자가 적극적으로 나서야 합니다.

홍콩도 서울도 답이 없었어요!

병명 없는 병, 바라보는 시각의 차이

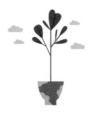

"다 해보고 안되면 오세요!" 아픈 사람에게 할 말은 아니었습니다. 30대 초반의 젊은 청년이 멀리 홍콩에서 일 년이 되어 가도록 병명이 없는 병과 외롭게 싸우고 있었습니다. 전화 연결을 해서 오랫동안 병명도 원인도 찾지 못했다는 병에 대해 제 의견을 말했지만, 청년은 알아듣지 못하는 것이 아니라, 알아들으려 하지 않았습니다. 그래서 마지막으로 던진 말입니다. 양한방 융합적 시각으로 바라본 젊은이의 병에 대해 제 소견을 이야기해줬습니다. 하지만 젊은이는 의학적 병명과 발병 원인 그리고 치료의 가능성에만 마음이 꽂혀 있었습니다. 한의학에 대한 의문으로 신뢰를 하지 못하고 병을 놓칠 뻔한 청년의 이야기입니다.

관절 여기저기로 돌아다니면서 아프고 붓고 피부발진은 팔다리에 주로 생기고 코피도 자주 났습니다. 정밀검사를 받았지만 류마티스는 아니고 백혈병과 종양도 없고 결과는 전부 정상이었다고 했습니다.

어머님을 모시고 매달 오는 효자 아드님의 자제여서 신경이 쓰였지만 어떻게 되었는지 물어보지 않았습니다. 그리고 몇 달이 지나서 불쑥 귀국했다며 부자가 찾아왔습니다. 홍콩의 가장 유명한 대학병원에서도 한국의 가장 유명 대학병원에서도 검사를 해보았지만, 병명이 없다는 것이었습니다. 홍콩에서도 서울에서도 답이 없어 한의원으로 왔지만, 처음엔 '이거 뭐 되겠어?' 하는 비협조적인 자세였습니다. 한 달 뒤에 홍콩으로 돌아가야 한다고 했습니다. 침을 놓았습니다. 그동안 병원 처방 약을 먹어 보았지만 낫지 않았습니다. 침으로 관절통이 호전되는 것을 보고 한약을 먹겠다고 마음을 바꾸었습니다. 한 달 동안 한국에 있으며 한약을 복용했습니다. 좋아지고 있다며 홍콩으로 가면서 두 달분을 가져갔습니다. 조금 부족한 느낌이 들어 어머님을 모시고 온 아드님에게 물어보았습니다. 약이 좀 모자랄 것 같다고 했더니 다 나았는데 약을 더 먹어야 하냐고 반문했습니다. 병이 낫고 나면 아무것도 아닌 병이 됩니다. 일 년 이상 끌던 병명도 모르던 병도 별것이 아니게 됩니다.

병력이 꼭 류마티스 같았으나 정밀검사에 류머티스는 아니라고 나왔습니다. 몸살 후 과민반응으로 피부발진과 비늘이 생기는 장미색비강진과 비슷해 보였지만 특별하게 몸살을 앓은 적도 없었으며 관절통이 심한 것이 이와는 조금 달랐습니다. 코피가 자주 났으나 출혈성 질환이나 백혈병은 아니었습니다. 검사로는 나온 결과가 없지만, 면역기능의 과민반응이 생긴 것입니다. 한의학적으로 볼 때는 열이 떴습니다. 간肝과 신腎의 열로 관절통과 부종이 생기고 폐肺의 열로 코피가 나고 피부 발진이 생긴 것입니다. 교감신경과흥분이 생긴 곳에 따라 간, 신, 폐의 열로 구분합니다. 교감신경이 과흥분되면 교감신경 말단에서 염증전구물질과 사이토카인 분비가 증가 되고 부신에서 스테로이드와 카테콜아민이 많이 분비되어 관절염과 부종이 생기고 열이 나게 됩니다. 계속 지속하면 스테로이드가 줄어들고 카테콜아민과 사이토카인의 분비가 증가하여 발진과 출혈이 생기게 됩니다. 간신을 보하고 열을 내리는 약으로 완치가 된 것입니다.

본인은 긴장이 없다고 하지만 타국에서 혼자 지내는 것이 늘 긴장을 하게 되고 이로 인해 면역기능이 과민반응을 일으켰던 것입니다.

어버이날 전날 출연했던
뉴스 앵커의 질문입니다

치매에 대한 가장 좋은 질문들

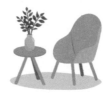

어버이날의 전날 출연했던 뉴스 앵커의 질문입니다.

"양의학과 한의학을 접목했다는 말씀을 드린 이유는 가정의학과 전문의이면서 한의사라는 점 때문인데, 왜 많은 질환 중에 치매에 관심을 갖게 되셨나요?"

시작은,

한 자리에서 약 30년 진료를 하다 보니, 단골 환자께서 60대 70대 80대가 되었습니다. 가족이 된 많은 환자께서 '치매'를 앓게 되니 '치매'는 제가 꼭 해결해야 하는 질병이 되었습니다. 닥치는 대로 치료했습니다. 호전되고 해결되는 환자를 보면서 본격적으로 치매를 연구하게 되었습니다.

거기에,

장모님이 79세에 치매 진단을 받았기 때문입니다. 대학병원에서 약을 꾸준히 드셨지만 약 3년이 지나면서 중기치매가 되셨습니다. 의학적 치료를 뛰어넘어야 하는 과제가 생겼습니다. 바로 집에 모셔서 적극적인 치료 임상을 경험했습니다. 그 결과로 오늘에 많은 치매 환자를 치료할 수 있어 장모님께 감사한 마음입니다.

마지막으로

의외로 한약이 치매 환자에게 효과가 좋았기 때문입니다. 제가 만든 뇌세포 재활치료로 치매가 잘 해결되었기 때문입니다. 조금 또는 놀라울 정도로 호전시켜 줍니다.

질문이 계속 되었습니다.

"백세시대 예약된 병이라는 표현이 나올 정도로 치매 환자는 계속 늘어나는 추센데요. 그런데, 치매에 대해 잘못 알려진 상식들이 많아요. 치매에 대한 오해와 진실, 하나씩 풀어보겠습니다. O, X로 답변 부탁드리겠습니다."

치매는 불치병이다?

X. 난치병입니다.

치매는 증상보다 뇌가 나빠진 것이 본질입니다. 치매가 되기 오래전부터 뇌가 나빠집니다.

치매가 되기 오래전부터 예방 노력을 해야 합니다.

치매에 걸리면 지능이 떨어진다?

O. 인지기능이 떨어집니다.

그러나 아무것도 모르는 바보가 되는 것은 아닙니다. 주로 기억력이 떨어지고 이해력 사고력 표현력 일처리능력이 떨어지고 아무것도 모르는 것처럼 보일 수도 있지만 자존심이나 감정이나 인격은 그대로 살아있는 경우가 많습니다. 온전한 인격체로 대해야 합니다.

치매 환자는 위험하다?

X, O입니다. 대부분 치매 환자는 남에게 위험하지는 않습니다.

O. 치매 환자는 자신을 안전하게 지킬 수 없습니다.

O. 전두치매를 비롯해 전두엽이 손상되면 정신병증상이 생기고 불을 지르거나 남에게 위험한 행동을 할 수도 있습니다.

건망증은 치매 초기 증상이다?

X. 초기 증상은 아니지만, 뇌가 제법 나빠졌다는 신호입니다. 치매 예방 노력을 적극적으로 시작하라는 신호로 받아들여야 합니다. 특히 젊은 나이에 건망증이 증가하면 무시할 수 없는 신호입니다.

치매는 유전된다?

X, O입니다.

X. 대부분은 잘못 살아서 생깁니다.

O. 알츠하이머치매의 경우 1-2%는 유전병입니다.

O. 혈관치매는 대부분 생활습관병이지만 유전되는 혈관치매도 있다.

세 번째 질문입니다.

"치매가 어느 날 갑자기 찾아오는 병이 아니라고 하셨습니다만 그렇다면, 치매를 어떻게 예방할 수 있을까요?"

1. 혈액순환이 잘 되게 해야 합니다. – 음식, 운동을 잘 실행해야 합니다.
2. 뇌를 열심히 자극해 주는 것이 좋습니다. – 운동, 사회활동, 거꾸로 사고와 행동입니다.

3. 충분한 휴식입니다. – 충분한 수면, 충분한 휴식이 중요합니다.

4. 항산화제가 많은 음식을 먹습니다. – 음식을 중요하게 여깁니다.

5. 물리적 화학적 뇌손상 예방을 하여야 합니다. – 술, 담배를 하지 않아야 합니다.

6. 스트레스해소– 휴식, 취미생활 등으로 그때그때 해결합니다.

"그렇다면 뇌 건강을 돕는 음식도 있습니까?"

1. 항산화제가 풍부한 음식은-다양한 색소의 과일채소, 비타민 E, C, D

2. 오메가-3가 풍부한 음식은 견과류, 등 푸런 생선, 들깨가루

3. 엽산, 비타민B군은-시금치

4. 콜린이 풍부한 음식은-브로콜리, 케일 같은 십자화과 채소

5. 대뇌를 자극하는 커피 녹차 적당량

6. 인지질이 풍부한 음식은-콩 계란 노란자가 있습니다.

다음 질문이 이어집니다.

"내일이 어버이날입니다. 전화 통화를 하거나 직접 만나 뵈었을 때, 부모님들의 어떤 변화를 눈여겨보면 좋을까요?"

좋은 질문입니다.

전과 다르게 많이 바뀐 것이 눈에 띄면 먼저 의심해 봐야 합니다.

- 깜빡거림이 심해졌다. 뒤돌아서면 잊어버린다.
- 기억이 사라져 사실과 다르게 생각하거나 딱 잡아뗀다.
- 물건을 엉뚱한 곳에 두고 잊어버렸다고 생각한다.
- 전화하고 또 한다. 매일 안부 전화 받고도 전화가 없다고 화 낸다.
- 계절에 맞지 않는 옷을 입는다.
- 길을 잃은 적이 많다.
- 깊은 대화가 어렵고 엉뚱한 이야기를 한다.
- 사고력 판단력 결정력이 약해져 모른다는 말이 는다.
- 필요 없는 물건을 잔뜩 사다 놓는다.
- 집안 정리가 안 되어 있다.
- 고집이 늘었다.
- 화가 늘었다
- 스스로 하려고 하지 않는다.
- 늘 하던 일도 엉뚱하게 한다.
- 성격이 많이 바뀌었다.
- 강박증이나 편집증이 생겼다.

마지막 질문입니다.

"몇 해 전 치매에 걸린 장모님과의 이야기로 책을 쓰기도 하셨던데 치매 환자를 모실 때 꼭 필요한 마음가짐이랄까요?"

어떤 마음으로 모시는가에 따라 병의 속도가 달라집니다. 그만큼 중요합니다.

치매를 앓고 있지만, 환자의 가치관 자존심은 변함없이 그대로입니다.

그러니 잘한다고 친한 척한다고 반말을 한다거나 가볍게 봐서는 안 됩니다.

환자는 다 알고 지켜보기도 합니다.

진심으로 존중하고 사랑하는 마음으로 대하여야 합니다.

환자이기 때문에 모자라는 행동을 할 수 있습니다. 따지기보다는 품어드려야 합니다. 환자한테 맞춰줘야 합니다. 내 기준으로 판단해서는 안됩니다. 예를 들자면 이상한 행동은 감기 환자가 기침하는 것가 같습니다. 감기환자한테 기침 왜 하나고 야단치지 않지요? 약은 물론 몸을 따뜻하게 하는 그 무엇을 해주지요! 밥을 드셨는데 자꾸 밥을 달라고 하십니다. 그러면 조금만 드리는 겁니다. 또 달라고 한다고 야단치면 환자는 이해가 안됩니다. 그까짓 밥가지고 그런다고 자신을 무시한다고 여깁니다. 그러면 병이 더 나빠질 수 있습니다. 밥을 계속 드리면 환자가 압니다. 배가 부르니까요. 슬며시 알아

차리고 다음에는 의심하지 않습니다.

힘든 상황에서는 참 좋은 방법이 있습니다. 내가 부모님이고 부모님이 나라면! 이 상황을 어떻게 했을까? 하고 역할을 바꿔 생각하면 바로 답이 나옵니다!!! 묻고 또 묻는다고 속상해 하는 보호자께 제 명약이 있습니다. 보호자님이 '엄마, 아빠' 라고 말하게 되기까지 수없이 가르쳐 주신 분이십니다. 그러니 이번에는 보호자님께서 부모님께 여러번 묻는대로 대답해드리면 좋겠어요. 하하하 부모님께서 어린 아이가 되어가시는 과정이라고 생각해주세요.

'치매는 가족에게 새로운 길을 가는 신호등'이다 라는 주제로 이번에 '치매를 이겨낸 사람들의 이야기'라는 새 책을 냅니다. 65분의 치매가족 이야기를 담았습니다. 이겨낸 이야기 속에 치매의 지식정보를 쉽게 넣었습니다. '의학적 한의학적 치매의 모든 것 65' 부제로 가족의 치매예방과 치매치료까지 모두 도움이 되셨으면 좋겠습니다.

치매예방과 치매치료 없이는 인생도 없습니다.

고정된 것은 없습니다

'치매는 불치병이다.'에서 '치매는 난치병이다.'로 바뀌었습니다. 이제 '치매는 치료가 되는 병이다.'로 바뀔 때입니다. 고정된 것은 없습니다.

도가도비상도道可道 非常道, 색즉시공色即是空은 도가와 불교의 말입니다. 道可道 非常道라는 말의 의미는 '이런 도만을 도라고 한다면, 그 도는 모든 곳에 적용될 수 있는 도가 아니다.'로 이해해 보았습니다. 즉 고정된 도나 고정된 진리가 있을 수 없다는 뜻입니다. 色即是空에 대하여 불교에서 이야기하는 뜻과 다를 수 있는 제 나름대로 해석해 본 내용입니다. 색은 인식이고 공은 절대적이지 않다는 뜻으로 해석해 보았습니다. 즉 '내가 인식한 것이 절대적인 진리는 아니다.'라는 뜻이 됩니다. 이처럼 우리가 인식하는 것은 절대적 진리가 아닙니다. 확대해석하면 의학적 인식도 한의학적 인식도 병이나 건강에 대한 절대적으로 옳은 인식일 수는 없다는 뜻입니다. 물론 저를 포함한 그 누구도 절대적으로 옳을 수는 없습니다.

치매가 난치인 이유는 치매에 대한 의학적 인식과 한의학적 인식이 각각 부족한 道이고 色이기 때문입니다. 둘을 융합시켜도 부족한 道와 色입니다. 그렇지만 내가 아는 도나 색을 절대 진리라는 생각에서는 벗어나야 합니다. 인식의 저편을 볼 수 있어야 합니다. 근거라는 울타리에 갇히면 도가도나 색즉시공이 됩니다. 난치의 세계에 갇히게 됩니다.

저의 이야기는 울타리를 벗어난 이야기입니다. 치매는 빙산의 일각처럼 겉으로 드러나는 증상만을 보면 안 됩니다. 물속에 숨어 있는 뇌가 나빠지고 있는 본질을 보아야 합니다. '무슨 근거로 뇌가 나빠지고 있다고 말하는가?' '무슨 근거로 재활 된다고 하는가?' '근거를 제시하라!'라는 것은 울타리 속의 패러다임입니다. 울타리 밖의 패러다임은 다릅니다. 자연의 이치로 본질을 알게 되는 세계입니다. 이 또한 새로운 울타리가 됩니다.

하지만 이렇게 '나의 인식이 전부가 아니라는 것을 아는 것'은 공즉시색空卽是色입니다. '모른다는 것이 아는 것이다.'라는 뜻입니다. 나의 인식이 부족함을 아는 것이 진리로 가는 길입니다.

의사는 앞에 앉아 있는 아픈 사람만 생각합니다.

치매를 이겨낸 사람들의 이야기

1판 1쇄 발행 | 2021년 6월 22일
1판 2쇄 발행 | 2021년 6월 30일
1판 3쇄 발행 | 2024년 4월 15일

지은이 | 김시효

펴낸이 | 최원교
펴낸곳 | 공감

등   록 | 1991년 1월 22일 제21-223호
주   소 | 서울시 송파구 마천로 113
전   화 | (02)448-9661 팩스 | (02)448-9663
홈페이지 | www.kunna.co.kr
E-mail | kunnabooks@naver.com

ISBN 978-89-6065-306-1 13510